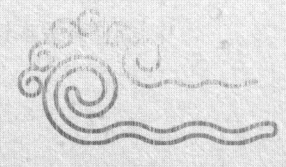

全国名老中医药专家

陈扬荣学术精要

肾病篇

朱为坤　鲁玉辉　主编

陈扬荣　主审

海峡出版发行集团　福建科学技术出版社
THE STRAITS PUBLISHING & DISTRIBUTING GROUP　FUJIAN SCIENCE & TECHNOLOGY PUBLISHING HOUSE

陈扬荣简介

陈扬荣（1942—2024），男，福建莆田人。原福建中医学院（现福建中医药大学）副院长，教授，福建省重点学科中医临床基础学科创建带头人，北京中医药大学中医临床基础学科博士生导师，第三批全国老中医药专家学术经验继承工作指导老师，全国名老中医药传承工作室专家，福建省优秀教师，享受国务院政府特殊津贴。曾任福建省中医基础理论整理委员会主任委员、全国中医药高等教育学会临床研究会顾问、福建省中医内科专业委员会顾问、福建省中医药学会传承研究分会顾问，被特聘为中国药文化研究会医药科技专家委员会专家。

陈扬荣从医从教 55 载，在"医、教、研"三结合道路上不断前进，是全国名老中医药专家、福建省著名温病学和内科学专家，在国内享有一定声誉。陈扬荣先后主持 10 余项省部级课题，获奖 10 多次，在国内外学术刊物发表系列研究论文 100 余篇，多次应邀赴香港、澳门、台湾进行学术交流。

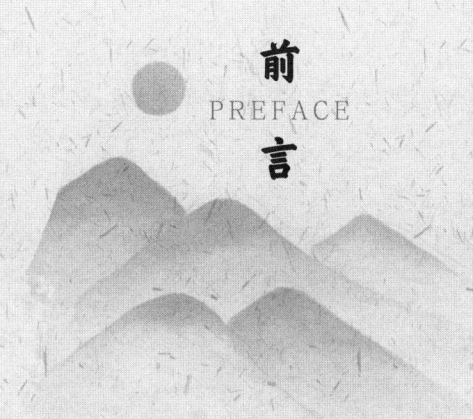

陈扬荣于 1976 年在中国中医研究院全国中医研究班学习，深受当时一代宗师、著名老中医岳美中先生学术思想和临床经验的影响。毕业后，回到福建省人民医院，专注于肾病中医治疗的研究。1987 年，因医院调整，陈扬荣被分到福建中医学院（现福建中医药大学）温病学教研室担任教师，任教期间他仍坚持下临床，读中医经典、名家医案，博采众学，注重古为今用，宗古而不泥古，创新探索。在对温病深入研究时，他发现温病与肾病之间存在密切联系，尤其是三焦辨证对肾病诊断与治疗的指导。根据多年临床观察，陈扬荣总结出"上焦宣调，中焦疏调，下焦通调"的治疗原则，以此法治疗慢性肾衰竭（chronic renal tailure，CRF），取得了一定疗效和收获。2017 年，在国家级刊物《中医药通报》上发表学术论文《陈扬荣从三焦理论辨治慢性肾衰竭经验》。

我们系统整理了陈扬荣教授的学术思想、临床经验、科研成果及传承情况，形成系列丛书《全国名老中医药专家陈扬荣学术精要：肾病篇》《全国名老中医药专家陈扬荣学术精要：温病篇》《全国名老中医药专家陈扬荣学术精要：传承篇》三部。本书为该系列丛书的《全国名老中医药专家陈扬荣学术精要：肾病篇》。

近年来，国内对慢性肾脏病（chronic kidney disease，CKD）流行病学调查结果显示，其发病率为 10％~13％，且有不断上升的趋势。CKD 是多种病因导致的慢性肾实质损害，是以进行性变化、病情重、预后差为发展特征的疾病。一旦进入终末期，唯有透析和肾移植是最佳方案，但费用高昂！因此，对 CKD 的早、中期治疗或非透析治疗，延缓其进展，已成为目前重要课题。所以，对 CKD 患者来说，早发现、早治疗，极为重要。

肾脏病若治疗未及时，一旦进入尿毒症晚期，可危及生命，治疗延误不得！发掘祖国医学宝库，重视中医辨证和个人体质差异特点，采用中医药治疗，是一个大方向。于初期轻微肾功能不全患者，制定因人制宜的治疗措施至为重要。如能抓住治疗时机，把住初期的关键，可使肾功能不全患者病情逆转，回到正常生活轨道。

本书旨在展示陈扬荣教授运用中医药治疗 CKD 和 CRF 的优势与特色，希望对后来者有所启迪和帮助，也为广大患者坚持中医药治疗 CKD 和 CRF 树立信心。

目 录
CONTENTS

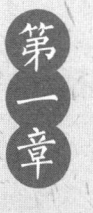

第一章

肾病研究

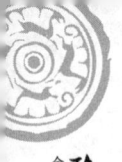

 第一节

温病理论指导临床肾病治疗

陈扬荣 1976 年在中国中医研究院全国中医研究班学习，受岳美中老中医的学术思想和经验的影响，开始对肾病治疗进行专项研究。毕业后，于1987 年调入福建中医学院（现福建中医药大学）温病教研室担任教师。在对温病深入研究时，发现温病与肾病之间有着密切联系，尤其三焦辨证与脏腑之间关系密切。

三焦辨证理论是吴鞠通在《温病条辨》中提出的辨证体系，将温热病的病理变化归纳为上、中、下三焦证疾，用以描述疾病传变及病情的深浅。上焦属肺与心的病变，中焦属脾、胃、肠的病变，下焦属肝、肾的病变。这就很明显看出三焦与脏腑辨证体系的联系，三焦辨证与脏腑辨证有互通、关联、交叉的关系，因此，陈扬荣开始摸索利用三焦理论治疗肾衰竭这个当前亟需解决的难题。在这过程中，陈扬荣认为慢性肾衰竭的病机关键为肺、脾、肾三脏功能虚损，三焦气化功能失常，以致水液等代谢产物排泄不畅，出现痰、湿、毒、瘀等一系列邪实的病理状态，痰、湿、毒、瘀弥漫三焦，尤其是湿毒为犯，应当依据三焦辨证理论辨证施治，及时疏利三焦，陈扬荣认为这是治疗慢性肾衰竭的重要方法。

那么，既然疏利三焦是慢性肾衰竭的治疗重要方法，又应该怎么将理论应用到临床实践中呢？根据多年的临床观察，陈扬荣总结出了"上焦宣调，中焦疏调，下焦通调"的治疗原则。具体来说，首先上焦易从肺论治，宣发肃降并重，津液方可上通下达；中焦呢，宜从脾胃论治，宜疏调，疏调主要是指健脾助运，和胃降逆，顾护胃气，疏畅条达气机；对下焦而言，因其如沟渠水道，故宜通，重在助肾与膀胱之气化，泌别清浊，通导二便。只有气机通畅，上、下焦的排泄通道疏通了，三焦气化恢复了，肾脏才有恢复功能的可能，水道得通，邪气乃散，阴阳乃和。

相关论文

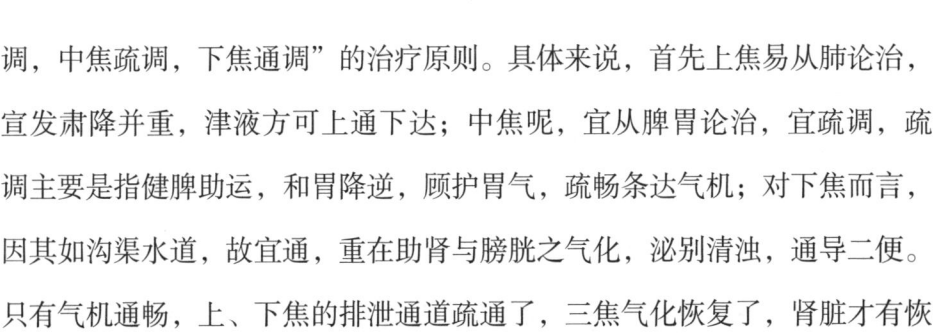

陈扬荣教授治疗慢性肾衰竭经验集萃

慢性肾衰竭（CRF）是多种病因导致慢性肾实质损害的临床综合征，临床以肾脏功能进行性减退、代谢产物潴留、水电解质及酸碱平衡失调为主要表现，病情重，预后差，一旦进入终末期肾衰竭，患者只能依靠透析或肾移植来维持生命。透析会出现各种并发症，肾移植需要终身服药，且费用昂贵，给患者家庭带来沉重负担。中国 CRF 发病率为每 100 万人中约有 150 人患病，且有持续上升的趋势。

（一）三焦失常是主要病机

三焦是水液代谢的重要通道，如《素问·灵兰秘典论》言："三焦者，决渎之官，水道出焉。"水液代谢最主要的方式是小便，与膀胱密切相关，故又有《灵枢·本输》言："三焦者，中渎之腑也，水道出焉，属膀胱，是孤之腑也。"肾与膀胱相表里，小便的生成与排出，与肾的气化和固涩功能密切相关。肺为水之上源，主通调水道；脾胃是后天之本，气血生化之源，主运化水液，所以水液代谢又与肺、脾、胃密切相关，正如《素问·经

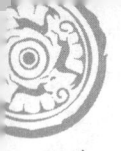
脉别论》所言："饮入于胃，游溢精气，上输于脾，脾气散精，上归于肺，通调水道，下输膀胱。水精四布，五经并行。"陈老将吴鞠通三焦辨治温病的方法，引入 CRF 的辨证论治中。陈老认为 CRF 的病机，关键为肺、脾、肾三脏功能虚损，肺失通调，脾胃气机升降失司，肾脏损伤，以致三焦气化失常，五脏俱虚，水液等代谢产物排泄不畅，进而出现痰、湿、瘀、毒等一系列邪实的病理状态。痰、湿、瘀、毒蕴结，弥漫三焦，尤其是湿毒为犯是关键，应当及时疏利三焦。

（二）三焦辨证是创新思路

CRF 患者，临床常见水肿尿少、食欲欠佳、胸闷气短、恶心欲呕等症，根据多年的临床经验，陈老创新性地提出"上焦宣调，中焦疏调，下焦通调"的 CRF 治疗思路和原则，并重视化痰祛湿、散瘀解毒等祛邪之法。上焦从肺宣发肃降，津液方可上通下达；中焦从脾胃疏调，使气机升降得以枢转；下焦通调，水道乃通，邪气乃散。三焦气化功能恢复，阴阳乃和。

1. 上焦辨治

上焦涉及肺、心的病变。CRF 患者往往因外感而病情加重，使肺失宣降，无法通调水道，出现发热恶寒、眼睑浮肿，继而全身水肿、舌质淡红、舌苔薄白、脉浮滑等表现，可予越婢加术汤化裁，疏风宣肺行水。如久病而累及心者，有心气阴两虚和心阳虚的不同。心气阴两虚者，可见心悸气短、身困乏力、心烦失眠、口咽干燥、舌质黯红、少苔或无苔、脉细数等症，治予生脉散加减。心阳虚者，除心悸气喘外，往往有形寒肢肿、舌淡黯苔白、脉沉弱等表现，可用真武汤。

2. 中焦辨治

中焦的病变主要在脾、胃。因湿热浸淫脾胃，使其运化失权，而见周身水肿、下肢为甚，伴有全身困重、食少纳差、恶心欲呕等表现，选用五皮饮合胃苓汤。如果湿困日久，可伤及脾阳，脾阳虚衰，可见周身水肿严重、按之凹陷难复、身困乏力、四末不温、腹胀纳差、尿少便溏、舌淡苔白腻、脉沉缓等症，治当健脾温阳利水，用实脾饮。

3. 下焦辨治

下焦的病变则主要在肝、肾。因浊邪内阻，肝失疏泄，可见胸闷口苦、心烦易怒、食少纳差、恶心欲呕，可予小柴胡汤化裁，疏肝利湿泄浊。肝受邪日久，则肝体受损，肝肾阴虚，而见肝阳上亢之证，表现为眩晕耳鸣、头痛头胀、急躁易怒、肢体麻痹，甚则震颤、舌红苔黄、脉弦等症，治当滋养肝肾，平肝潜阳，方用天麻钩藤饮。CRF 患者多见肾虚之候。肾阳虚者，全身浮肿明显、腰酸冷痛、四肢冰凉、胸闷气喘、腹大胀满、舌淡胖苔白、脉沉迟无力，治当温阳补肾利水，可用济生肾气丸合真武汤。肾阴虚者，五心烦热、腰膝酸软、耳鸣耳聋、舌红少苔、脉细数，当滋养肾阴，用六味地黄汤加减。

（三）虫类药是特色治疗

陈老提出，应用虫类药治疗 CRF，极为重要，强调在辨证的基础上选择合适的虫类药增强疗效。CRF 患者病程长，往往痰、湿、瘀、毒留滞于机体深处的络脉之中，普通草药难以到达病所，虫类药活血通络，善治顽痰死血，正如叶天士所说："久则邪正混处其间，草木不能见效，当以虫蚁疏逐，以搜剔络中混处之邪。"陈老在临床治疗 CRF，常用白僵蚕、蝉蜕、

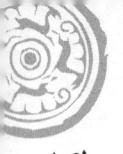

地龙、露蜂房、五灵脂等药性较为平和的虫类药，偶用水蛭等有毒的虫类药。陈老强调在应用虫类药时，应根据患者证候轻重辨证，适量加减，注意中病即止，不可久服、重服，以免过量中毒。特别指出几点注意事项。

（1）扶助正气：虫类药多效强力专，且多是针对其兼夹证，如夹瘀、夹湿、夹痰等。因此，绝大部分虫类药具有"耗气伤正"之弊，因此，应重视扶助正气。在运用有较强活血通络、善治顽痰死血的虫类药时，应中病则止。并适当配伍地黄、芍药、黄芪等补气养血之药以扶助正气，达到扶正祛邪、祛瘀生新之功效。

（2）因时制宜：从中医角度看，慢性肾脏病（CKD）1~3期患者正气虚损不重，可稍侧重于运用虫类药以祛邪。CKD 4~5期患者正气虚损较重，故应着重补肾，扶助肾气，减轻肾脏负担，尽量使用无毒或小毒药物。

（3）注意用量：运用时要掌握好虫类药的应用剂量，药性平和的，可用6~9克，对个别毒性较大的要严格把握，一般不超过3克。

（4）不畏不滥：临床中需注意不能因畏其毒性或峻烈之性，或因患者恐惧，而对虫类药弃之不用，殊为可惜；亦不能不从疾病治疗的需要出发，动辄以虫类药起手，恃技自夸，或图近期捷效，一时痛快，孟浪从事。

（四）"三早"治未病是关键

中医重视未病先防、既病防变的治未病思想。针对CRF预后差、治疗难度大、费用高等问题，陈老提出早预防、早发现、早治疗，"三早"是关键。

1. 养生保健早预防

早预防就是在疾病未发生的时候，采取措施预防疾病发生。《素问·上

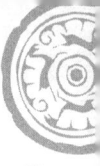

古天真论》曰："上古之人，其知道者，法于阴阳，和于术数，食饮有节，起居有常，不妄作劳，故能形与神俱，而尽终其天年，度百岁乃去"，明确提出了养生的基本原则和方法，养生的要点在于顺应四季气候变化及昼夜阴阳消长等自然规律，适当导引运动，饮食有节制，起居有规律，不可过度劳累，并保持心情舒畅。只有如此，方能健康延年，不易患病，"度百岁乃去"。因此，对于CRF患者而言，能在未患病之前，就谨守养生之法，才是预防的关键。

2. 洞察先兆早发现

CRF起病多隐匿，前期可无任何症状，以致许多患者失去最佳治疗时机。临床上如果出现小便泡沫增多，或急性化脓性扁桃体炎，或龋齿疼痛时，如果不及时治疗，进一步发展可能会导致肾脏损伤，需要早期进行尿常规及肾功能等检查，以排除肾脏疾病。近几年，随着中医治未病宣传的开展、健康知识的不断普及，人们对于定期体检的认识逐步增强，不少疾病在早期得到及时发现，早发现，才可以早治疗。

3. 中医辨证早治疗

CRF在不同阶段亦可呈现病情急性发作、快速进展的疾病状态。因此，对于CRF的早、中期治疗或非透析治疗，延缓其发展已成为重要课题。肾病早期，经过中医辨证，制定因人制宜的治疗措施，对肾功能不全患者至为重要，大多数患者经过早治疗，血肌酐下降，肾功能恢复。陈老认为CRF多数是由CKD发展而来的，对CKD 1~3期患者，其肾脏损伤不是很严重，此时正气充实，病邪较轻，有治愈的可能。对于CKD 4~5期患者，其肾脏损伤较重，脏腑阴阳平衡明显失调，不易纠正。

陈老运用中医辨治CRF，注重因人而异，个性化治疗，针对性提高疗

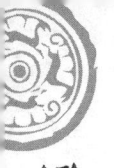
效。首诊处方 7 剂后复诊肾功能，大部分患者血肌酐均有不同程度好转。如果复诊，血肌酐下降不明显，但没有再上升，表明肾功能没有进行性发展，也表明治疗有效。有些患者服 7 剂有效后，未找医师复诊，而是自行重方，会延误病情。因为血肌酐下降后，新的阴阳失调会出现，必须重新辨证，重新调整拟方用药。这就是中医临床特色，可以概括为一人一方、一时一方，机变方变，用药灵活，思路清晰，疗效卓著。如果没有做到"三早"，尤其是伴有多年高血压和 / 或糖尿病病史的老年患者，CRF 发展到中、晚期，治疗难度较大，肾功能很难恢复。

（五）小结

CRF 治疗目前并无特效药及方法，中西医皆是如此。目前还没有发现一味药、一个方对 CRF 有显著的治疗效果。陈老认为中医治疗 CRF 是在方不在药，在法不在方。关键还是要从病机入手，辨证论治，合理用方遣药，发挥中医药的特色优势。

作者：陈壮威、朱为坤、陈扬荣　摘自《福建中医药》2021 年 11 期

───│陈扬荣从三焦理论辨治慢性肾衰竭经验│───

（一）对病因病机的认识

三焦辨证理论是吴鞠通在《温病条辨》中提出的辨证体系，将湿温病的病理变化归纳为上、中、下三焦证候，用于描述疾病传变及病情深浅。但三焦辨证并非只适用于温热病。《灵枢·营卫生会》云："上焦如雾，中焦如沤，下焦如渎。"这便充分说明了三焦为精、气、津、液生化、布散、调节及废物排泄的重要通道。陈老根据慢性肾衰竭的临床表现及证候分类，

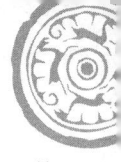

认为其病机关键为肺、脾、肾三脏功能虚损，三焦气化功能失常以致水液等代谢产物排泄不畅而出现痰、湿、毒、瘀等一系列邪实的病理状态。该病病情多属本虚标实，但本虚不单单局限在肺、脾、肾3个方面，而是几乎涉及整个脏象系统，多表现为多脏普遍不足的状态。邪实包括痰、湿、毒、瘀4个方面，但四者往往相互兼夹，相互影响，单一致病者并不多见。此外，本虚及邪实之间亦相互关联。脏腑功能虚损，三焦壅塞不通，气机闭塞以致实邪内生，而痰、瘀等实邪日久内停于脏腑，可进一步加重本虚证候，以致病情难愈。

1. 上焦病机

《灵枢·决气》云："上焦开发，宣五谷味，熏肤，充身，泽毛，若雾露之溉。"肺居上焦，司开合，主通调水道。肺气宣发肃降，精气下输五脏，为尿液生成之源，故有"肺为水之上源"之说。陈老认为肺为娇脏，易感外邪，宣发、肃降功能易受影响。一方面，肺失宣发，皮毛腠理闭塞，水液不能向外化为汗液，故泛溢肌肤。另一方面，肺失肃降，水道不利，津液无法向下输注，以致水液壅滞上焦，下焦肾水失于充养，肾脏虚损，进一步影响下焦肾脏蒸腾气化作用。故慢性肾衰竭发病多以浮肿为首发或主要症状。此外，液不化则生痰，痰性黏滞，血液循行滞留，因而生瘀。肺失通调，肠道及膀胱输送津液减少，尿液生成乏源，肠道干涩，水液等代谢产物排出受阻，日久生毒。

2. 中焦病机

脾升胃降，中焦脾胃也是气机升降、水液化生代谢之枢。脾为后天之本，肾为先天之本。肾之精气皆赖脾胃运化之谷食，而后天脾胃之运又离不开先天肾阳以温煦。故脾、肾两脏常互相影响，一损俱损，而慢性肾衰竭疾

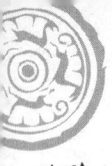
病也以脾肾两虚证最为常见。此外，清代黄元御言："脾主升清，胃主降浊，在下之气不可一刻不升，在上之气不可一刻不降，一刻不升则清气下陷，一刻不降则浊气上逆。"故陈老指出脾胃为中焦气机升降之枢，脾胃虚损，气机升降失常，以致水谷不化，五脏失养，出现乏力、纳差；清气下陷，精微物质外泄，出现蛋白尿；浊气上逆，出现恶心、呕吐。且脾虚液不化，最易生痰，痰阻气机，升降失司，以致瘀、毒内生。

3. 下焦病机

下焦为肾、膀胱、大肠所居，为排泄水液、糟粕之用，出而不纳，犹如沟渠水道阻塞。肾主水之藏，水液运行、排泄、分清别浊无不与肾脏息息相关。陈老指出肾之虚损有阴阳之分。肾阳亏虚，肾失开阖，不能分清别浊，精气外泄，出现蛋白尿；肾水失于温煦蒸腾，气化不利，津液不能正常疏布、排泄，内停以致水肿；肾阴亏者，水亏火旺，易见小便不利、五心烦热。但无论如何，下焦气化失常，痰、瘀、毒内生方为本因。陈老认为，对于下焦实邪而言，湿邪、瘀血两者尤为常见。湿为阴邪，其性趋下，故易走下焦，湿邪日久，气机阻滞，邪毒内生。《临证指南医案》言："久病入络，络主血。"慢性肾衰竭病程多较长，久病最易血伤入络，肾脏为络脉之体，故瘀血最易伤及肾体。湿、瘀等实邪在下焦相互交阻，使病情缠绵难愈。

（二）临床诊疗特色

1. 疏利三焦为治疗慢性肾衰竭大法

陈老认为慢性肾衰竭病机复杂，但不外乎三焦气化失常，以致痰、瘀、毒内生。《素问·六微旨大论》云："出入废则神机化灭，升降息则气立

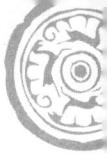

孤危……是以升降出入，无器不有。"而三焦为气机升降出入之转枢，唯有上、中、下三焦各司其职，气机乃顺，水道乃通，邪气乃散，阴阳乃和。故陈老提出"疏利三焦为治疗慢性肾衰大法"。

上焦宜从肺论治，宣发、肃降并重。陈老常用麻黄、蝉蜕以宣发肺气，给邪以出路；用杏仁、紫苏子以降肺气，通调水道，开上源以导下流。但临床中宣降不可偏废一方，宣降并重方可使津液上通下达，运化如常。

中焦宜从脾胃论治，宜疏调。脾胃为气机升降之枢，故一方面，需重视健脾助运，畅达气机；另一方面，需顾护胃气，和胃降逆。

下焦如沟渠水道，故宜通。重在助肾与膀胱之气化，泌别清浊，通导二便，通调气机。临床上陈老常用附子配伍桂枝通阳化气，覆盆子益肾固精。若肾阴亏虚者，常用六味地黄汤加减。

2. 中焦脾胃调治是重点

《医门棒喝》曰："升降之机者，在乎脾胃之健运。"脾胃为气机升降之枢，脾主健运升清，运化水谷精微，胃主受纳、腐熟，以通降为顺。脾胃纳运功能正常，水谷精微得化，五脏得以充养，气机升降协调，则邪不可干。

治疗方面，陈老擅用黄芪，补脾气，温中利水，配合陈皮、茯苓、白术、党参等健运脾气，使脾胃蒸化得助，枢纽得开，水气乃行。若脾肾气虚夹寒湿者，常用砂仁、草果、苍术、白豆蔻化湿醒脾；对于恶心、呕吐等胃气上逆较明显者，予旋覆代赭汤加减和胃降逆。

脾胃失运，易水停成湿，而福州地处东南，气候炎热，湿邪易从热化。湿盛伤脾，热盛伤胃，湿热之邪愈久，脾胃愈伤，脾胃愈伤，则邪愈痼。故治疗上陈老特别重视湿热之邪对疾病病情的影响，对于湿热壅滞者，根据病证，选用半夏泻心汤、黄连温胆汤或苏叶黄连汤加减以辛开苦降，分解

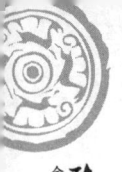

湿热，使邪有外达之机。凡慢性肾衰竭早期大便不通者，予大黄通腑降浊，枳壳、莱菔子、槟榔通降肠胃，邪有出路，明显缓解病情。

3. 重视活血化瘀，擅用虫类药

《证治准绳》曰："夫知百病生于气，而不知血为病之胎。"陈老认为慢性肾衰竭发展过程中，瘀血内阻贯穿始终。瘀血成因包括肺、脾、肾三脏虚损，气机不利，血脉运行受阻，加之脾气不足，无以推动血液运行而成瘀；痰、毒、湿等实邪内生，阻滞气机，使气血运行不畅，从而加重瘀血；久病在血，久病入络，邪毒蕴结于肾络，络脉受阻，形成瘀毒。临床常以肌肤甲错、唇甲青紫为主要表现。

治疗上，陈老重视化瘀通络解毒之法，提出应用虫类药在治疗慢性肾衰竭中极为重要，强调在辨证的基础上选择适宜的虫类药增强疗效，如蝉蜕、水蛭等虫类药有较强活血通络、善治顽痰死血。应用中宜中病则止，不宜久服。但慢性肾衰竭多病程较长，且以本虚为主，长期或大剂量使用活血化瘀药有耗伤正气，进一步加重病情之弊。所以陈老指出运用活血化瘀法的同时必须配伍地黄、芍药、黄芪等补气养血之药以扶助正气，达到扶正祛邪、祛瘀生新之功效。

（三）验案举隅

黄某某，男，58 岁，以"发现血肌酐升高 1 年余"为主诉于 2016 年 11 月 26 日就诊。患者 1 年余前体检查肾功能：血肌酐 154μmol/L，尿素氮 10.3mmol/L；尿常规：尿蛋白（3+），隐血（－）。外院就诊 1 年，诊断为"慢性肾衰竭"，予以降压、降蛋白等治疗未见明显好转。就诊时，患者诉泡沫尿，夜尿 4~5 次，腰酸，手足冰冷，寐差，大便 1 次／天。中医诊断为

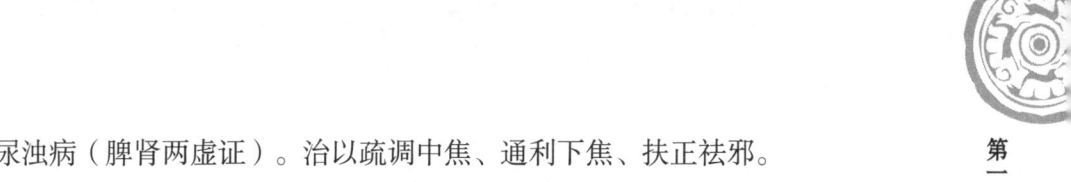

尿浊病（脾肾两虚证）。治以疏调中焦、通利下焦、扶正祛邪。

处方：生黄芪30g，山药20g，山茱萸10g，玄参10g，黄柏10g，白花蛇舌草10g，连翘10g，覆盆子10g，淫羊藿10g，白僵蚕10g，地鳖虫10g，薏苡仁10g，车前子10g，茯苓皮15g，苍术10g，半枝莲15g，7剂，水煎服，日1剂，早晚温服。

二诊：2016年12月1日复诊，复查肾功能：血肌酐135μmol/L，尿素氮7.3mmol/L。继续守方加蝉蜕4.5g，地龙干10g，续服1个月后，患者手脚转温，夜尿次数减少至3次，复查肾功能：血肌酐118μmol/L，尿素氮10.89mmol/L。

按语：本例辨证为三焦气化升降失司，以中、下二焦为主，以致痰瘀内生。故治以疏利三焦，扶正祛邪为法。方中予以淫羊藿温阳，助下焦气化，覆盆子益肾涩精，助下焦泌别清浊；黄芪、苍术、薏苡仁、山药健脾化湿，调节中焦脾胃升降功能；茯苓皮开腠理，开水道；配伍连翘宣发，使邪有外达之机；地鳖虫活血逐瘀；白僵蚕化痰以祛邪。药后症减，二诊加地龙干通络，加强活血化瘀之功，蝉蜕宣发上焦肺气，给邪以出路。全方调理三焦气机，扶正祛邪，切合病机，故见效明显。

作者：李鹏飞、吴竞、陈扬荣　摘自《中医药通报》2017年5期

陈扬荣运用虫类药从"络"论治慢性肾衰竭

（一）从"络"论慢性肾衰竭的病因病机

陈扬荣认为慢性肾衰竭的病因不外乎内因和外因两端，内因责之禀赋不足、饮食失节、起居失调、七情失制、久病体弱等耗伤人体正气，进而导致肺、脾、肾三脏为主的脏腑功能失调；外因多为风、湿、毒、瘀之邪侵袭

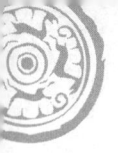

肾之络脉，络脉不通，锢结难解。病性是本虚标实，本虚以脾肾亏虚为主，标实以风邪、湿热、浊毒、瘀血为主，因此，提出慢性肾衰竭乃因络虚邪袭、瘀阻肾络而致。

经络分为经脉和络脉，络脉为经络的组成部分，正如《医学入门》云："经者，径也；经之支脉旁出者为络。"络脉是人体的重要组织之一，是客观存在的，是气脉系统和血脉系统的分支部分，是气血运载、循行、感传的主要通道。络脉深延于里，与脏腑密切相关，纵横交错，内养脏腑，外濡腠理，遍布全身，运行气血精微，濡养周身，如同人体的微循环系统，构成了"上下相会，经络之相贯，如环无端"的络脉系统。生理状态下，肾气充沛，摄纳正常，肾络通畅，开合出入平衡，气血津液等各种物质得以输布；病理状态下，络脉亏虚，气机升降失常，浊毒泛溢郁滞，入络难解，发为肾病。

1. 病之始发，风窜肾络，客于脏腑

慢性肾衰竭初期脏腑始虚，肾络虚滞，风邪侵袭肺卫，肺气亏虚，卫外不固，邪入肌表，而少阴属肾，肾上连肺，肺卫受邪，日久可循经入于肾络；或外感风邪，肺虚无以抵抗外邪，母病及子，加之肾络亏虚，风邪趁虚客于肾络；又因风为阳邪，其性善行而数变，无孔不入，易夹他邪，邪气杂至内外扰动，而致风邪深伏于肾络易入而难出，缠绵难解。《伤寒杂病论·伤风病脉证并治》提到："风为百病之长……中于项，则下太阳，甚则入肾。"陈扬荣认为肾络亏虚是其本，邪风隐伏是其根，肾络虚滞，客邪外至，发为肾病。肾之封藏失司，开阖不利，肺之宣降失调，水液泛溢肌肤，故慢性肾衰竭初期可见水肿、蛋白尿等症状表现。

2. 病之渐起，湿入肾络，留滞经脉

肾为阴中之少阴，位于下焦，湿为阴邪，同气相求，湿邪易侵犯肾脏。

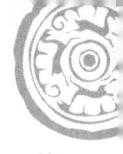

湿邪侵袭肾络，不外乎内外两个途径。外湿乃因感受湿邪，久居湿地，湿初入肌表，湿为阴邪，黏滞重着，久则入络，胶结于脉络，如《素问·气交变大论篇》曰："岁土太过，雨湿流行，肾水受邪。"内湿乃因过食肥甘厚味，饮食不节，饮酒过度，加之脾胃虚弱，运化失司，湿浊内生，阻碍肾之气化，进而又加重湿邪内聚，又或因湿邪内伏于经脉，加之外湿引动伏而继发。如《灵枢·贼风》所说："此皆尝有所伤于湿气，藏于血脉之中，分肉之间，久留而不去。"湿性黏着难去，湿入肾络，易致疾病缠绵难愈，造成慢性肾衰竭病程迁延、病势缠绵、病情复杂等特点。湿入肾络，久而酿成湿热，灼伤肾络，下注膀胱迫血妄行而为血尿；湿性胶着难去，久而湿聚为水，所谓"血不利则为水"；湿着肾络发为肾病，肾之气化失常，络脉气血运行功能失调，络脉瘀阻，影响水液运行致水停泛滥而见浮肿。

3. 病之深入，毒损肾络，邪伏致病

中医认为"毒邪"亦有内外之分，外来之毒如六淫邪气，邪气入侵，邪伏于里，久则聚而为毒，亦或热毒、疫毒等内侵，邪留不去伏而发病；内毒乃因脏腑功能失常、阴阳失调、气血运行障碍，体内的病理废物无法正常排出，蕴结体内日久形成痰毒、瘀毒、湿毒等毒邪。因此，陈扬荣认为毒邪是诸多病邪日久蕴化而成，且还可兼夹他邪，病变丛生，这与慢性肾衰竭后期出现多种并发症的特点一致。所谓"有诸内必形诸外"，毒邪伏络，肾络受损，病理产物堆积在体内无法排出，故慢性肾衰竭后期患者可见浮肿、高血压、面色黧黑或晦暗、舌脉瘀紫等临床症状。

4. 病之始终，瘀阻肾络，虚实夹杂

陈扬荣认为瘀血作为慢性肾衰竭的病理产物，又是其常见的致病因素之一，贯穿于疾病的整个发展过程中。络脉为运行气血的通路，气为血之

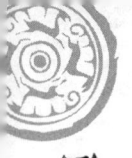

帅，气行则血行，久病气血则运行不畅，血液瘀积、瘀血阻于络脉，络脉不通发为肾病，其可因虚致瘀、因湿致瘀、病邪致瘀、出血致瘀、久病致瘀。《素问·调经论篇》明确提出："病在脉，调之血；病在血，调之络。"据此，陈扬荣提出"瘀阻为病，须从络治"的观点。

（二）虫类药治疗慢性肾衰竭的作用

陈扬荣认为肾藏于体内，络脉则深入脏体，位于人体深部。慢性肾脏病乃属痼疾，其病位主在"肾络"，络虚邪袭，瘀阻络脉，锢结难解。故认为一般的活血化瘀药难以深入病灶，以虫类药入络窜透搜剔，才可深达病灶，攻通邪结。正如叶桂（天士）在《临证指南医案》中提出："初为气结在经，久则血伤入络。"亦云："久发频发之恙，必伤及络，络乃聚血之所，久病必瘀闭。"

1. 搜风逐邪

《素问》中提出"风水""肾风"的概念，说明肾病的起病与风邪密切相关，病位在肾，因风致病。张景岳亦认为"肾主水，风在肾经，即名风水"。张仲景首次提出虫蚁搜剔通络法。故陈扬荣主张对于风邪隐伏的慢性肾衰竭患者，选用性喜走窜、辛散透表之白僵蚕、蝉蜕等。白僵蚕味辛、咸，性平，功善祛风解痉、化痰散结；蝉蜕味甘、咸，性寒，具有疏散风热、宣肺解痉、活血等功效。现代药理研究显示，蝉蜕可抑制血小板聚集，说明其有明显的抗凝作用；白僵蚕具有抗凝、促进微循环等作用，二者味薄性轻浮而升，可循经入里，宣散透表达邪。陈扬荣取其轻清上浮，走气分，用其入络搜风逐邪，独擅其功。《临证指南医案》指出："取虫蚁迅速飞走诸灵，俾飞者升，走者降，血无凝着，气可宣通。"正因虫类药之走窜迅速，可逐络中混处之风，以攻邪外出。

2. 利湿除瘀

清代石寿堂在《医原》中指出："湿之化气，为阴中之阳，氤氲浊腻，故兼证最多，变迁最幻，愈期最缓。"叶天士在《临证指南医案》中提出："初病湿热在经，久则瘀热入络。"湿邪入肾络胶结难解，阻滞络脉，阻碍气血运行，血行不畅，瘀滞不行，且湿邪每易化热，与热相结，所谓"热附血而愈觉缠绵，血得热而愈形胶固"。因此，对于湿入肾络、血络瘀阻之证，陈扬荣主张利湿除瘀，常可选用地龙、蟋蟀、蝼蛄等咸寒之虫类药。寒气通肾，咸入肾，且《素问·宣明五气篇》亦有"咸走血"之说。地龙性寒，味咸，有降泄之功又善走窜，长于通行经络，可清热、通络、利尿，现代药理研究显示地龙有抗凝、抗血栓、抗炎及降压利尿的作用。蟋蟀性温，味辛、咸，"性通利，治小便闭"；蝼蛄性寒，味咸，"自腰以前甚涩，能止大小便；自腰以后甚利，能下大小便"。二者皆可用于治疗湿热水肿、小便不利。

3. 解毒攻毒

《金匮要略》提出"夫诸病在脏欲攻之，当随其所得而攻之"。所谓"毒随邪生，变由毒起，毒损肾络"。陈扬荣认为"毒邪"乃因诸邪迁延、蕴积不解而致，顽疾难解当"以毒攻毒"。气类相从，物性相制，以药物之偏性攻深伏之毒。陈扬荣多选用全蝎、蜈蚣等有毒性的虫类药。全蝎味辛、咸，性平，有毒，有息风镇痉、解毒通络之功；蜈蚣味辛，性温，有毒，亦有息风镇痉、解毒通络散结之效。张锡纯亦云："蜈蚣……走窜之力最速，内而脏腑，外而经络，凡气血凝聚之处皆能开之。"陈扬荣认为二者相须为用，协同增效，一平一猛，攻之而不过，力达药效。

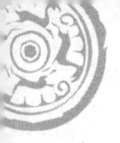
4. 破血逐瘀

唐容川在《血证论》中指出"瘀血在经络脏腑之间，则结为癥瘕……癥之为病，总是气与血胶结而成，须破血行气，以推除之"。"久病入络"，陈扬荣认为"肾络瘀阻"是贯穿慢性肾衰竭始终的总病机，久瘀顽疾当以虫类药入络破血消癥，常选用水蛭、虻虫、土鳖虫等有破血逐瘀之效的虫类药。吴鞠通在《温病条辨》中记载："以食血之虫，飞者走络中气分，走者走络中血分，可谓无微不入，无坚不破。"《本草经百种录》中云："水蛭最喜食人之血，而性又迟缓而善入，迟缓则生血不伤、善入则易破，借其力以攻久之滞，自有利而无害。"张锡纯在《医学衷中参西录》称其"但破瘀血而不伤新血"。《神农本草经》论述虻虫"主逐瘀血，破下血积、坚痞、癥瘕，寒热。通利血脉及九窍"。陈扬荣常将二者作为药对相须为用，其中水蛭逐瘀散结效果较好且药力持久，虻虫的破血力量较峻猛，但是药力较短暂，二药相配伍可协同通利肾络，相得益彰。

（三）虫类药的用药注意

临床在应用虫类药时需注意不能因畏惧其毒性或峻烈之性谈虫色变而避之不用，亦不能不从疾病治疗所需出发，过分夸大虫类药的功效，图取捷效，鲁莽行事，具体有以下几方面事项。

1. 重视辨证

中医强调"辨证论治"的诊疗思维，慢性肾衰竭具有多样性、复杂性的临床特点，在选药过程中最重要的是需要辨证用药，合理的选方用药。慢性肾衰竭早期患者其正气虚损不重，可稍侧重于虫类药的运用以祛邪；晚期及终末期患者其正气虚损较重，故应着重益肾固本、扶助肾气，减轻肾脏负

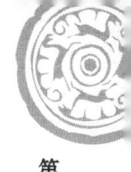

担，可选用冬虫夏草、桑螵蛸等补肾温阳之品。陈扬荣强调治疗"在方不在药，在法不在方"，不宜盲目堆砌，注意考虑炮制、对证、配伍、个体差异、剂量及疗程等因素。

2. 注重扶助正气

虫类药多药性峻烈，绝大部分虫类药有"耗气伤正"之弊，需重视扶助正气。陈扬荣在运用全蝎、蜈蚣、水蛭等有破血逐瘀通络、善治顽痰沉血的虫类药时，强调宜中病则止。并且可适当地配伍地黄、芍药、党参、黄芪等补气养血之药以扶正祛邪，祛瘀生新。

3. 注意配伍

虫类药大多有毒或小毒，其药性相对峻烈，使用时需注意其药物偏性。部分虫类药性偏温燥，如全蝎、蜈蚣等，可以酌情辅以白芍、麦冬、玉竹、生地黄等滋阴生津、柔肝养血之品。

4. 注意用量

运用时需掌握好虫类药的应用剂量，尤其是对个别毒性较大的虫类药应严格把握其用法用量，如斑蝥内服的剂量每日控制在 0.03~0.06g，炮制后多入丸、散用。另外蜈蚣、全蝎、虻虫等用量不宜过大，且孕妇应慎用或禁用。

（四）小结

慢性肾衰竭乃沉疴痼疾，叶天士认为"久发频发之羔，必伤及络"，络虚邪袭，络脉瘀阻，当以"通"为用。陈扬荣根据现代药理研究及肾脏生理病理特点，结合中医"辨证论治"诊疗思维，基于"肾络"理论运用虫类药治疗慢性肾衰竭，并结合其多年的临床经验总结认为，对于蛋白尿久治不

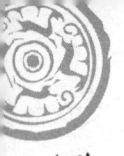

愈者，首推全蝎、蜈蚣；瘀血阻络者首选水蛭、地鳖虫；风邪侵袭者首选蝉蜕、僵蚕；风水、瘀水者首选地龙、乌梢蛇。应用时注意用药剂量及配伍，中病即止，其治疗颇具特色，对临证具有重要的指导意义。

作者：范丽妃、吴竞、陈扬荣

摘自《中国中医基础医学杂志》2022 年 5 期

第二节

IgA 肾病治疗经验

IgA 肾病是一个病理形态学诊断名词，统计数据表明，我国 IgA 肾病的发病率占原发性肾小球疾病的 35%~55%。其特征性病理改变是 IgA 或以 IgA 为主的免疫球蛋白在肾小球系膜区沉积，部分患者最终发展至终末期肾脏病。临床表现以血尿、蛋白尿为主，可伴有浮肿，随着病程迁延，肾功能进行性恶化可合并血肌酐升高、高血压等。

IgA 肾病病机总属本虚标实，正虚为本，邪实为标。本虚以气阴两虚为主，标实证候中又以湿热、湿毒、风毒、风热、瘀血最为常见。重视对湿热和瘀血等病理产物的清除，对控制 IgA 肾病的发展具有重要意义。陈扬荣在临床上发现许多 IgA 肾病患者，临床上表现为蛋白尿、血尿时，常伴有咽喉肿痛、脘闷纳呆、小便短赤、舌苔黄腻等湿热证表现，而且常因呼吸道、肠道、皮肤的感染而使病情加重，所以其进一步创立了运用清热利湿、凉血和络法治疗 IgA 肾病的治疗方法。通过分析该治法的疗效，陈扬荣发现清热利湿、凉血和络法在减少尿蛋白、尿红细胞等方面优势明显，且临床安全性好。

血尿是 IgA 肾病的主要临床表现。陈扬荣在临床诊疗的过程中，结合温病三焦理论及多年临床经验，将其分为 3 期。在本病的初期，主要是以外邪为主，风热犯于肺卫，或热毒侵犯于肌表，入里化热，热移于肾与膀胱，脉络受阻；中期随着疾病的进展，出现心火下移，湿热内蕴于脾胃等证，产生血瘀、湿热等病理产物，下注膀胱；末期以正虚为主，病程迁延不愈，出现脾胃气虚，肝肾阴虚，甚则肾阴阳两虚的危急证候。同时，陈扬荣认为瘀血贯穿 IgA 肾病尿血的始终。其产生的原因包括因虚致瘀、因湿致瘀、出血致瘀、病邪致瘀、久病致瘀。在治疗上，陈扬荣主要从清热解毒、补气统摄、收敛固涩，活血化瘀 4 大方面入手，并擅长使用虫类药及其他活血化瘀药，从而起到事半功倍的效果。

相关论文

─┤ 清热利湿凉血和络法治疗 IgA 肾病 40 例分析 ├─

IgA 肾病是一组不伴有系统性疾病，肾活检病理表现为在肾小球系膜区或毛细血管袢有以免疫球蛋白 IgA 为主的颗粒样沉积，临床上以血尿、蛋白尿为主要临床表现的肾小球肾炎，在我国占原发性肾小球疾病的 30% 左右。目前对其尚无理想的治疗方法，我们在临床上，应用清热利湿、凉血活络法对表现为湿热证为主的 IgA 肾病患者进行治疗，取得良好的疗效，现报道如下。

（一）资料与方法

1. 一般资料

共选择本院肾内科 1997 年 1 月至 2002 年 4 月住院及门诊患者 72 例，随机分成治疗组和西药对照组，其中治疗组 40 例，男性患者 26 例，

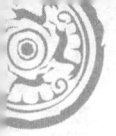
女性患者 14 例，平均年龄（27.27±11.43）岁，用药前湿热证积分为（15.62±2.91）；对照组 32 例，其中男性患者 21 例，女性患者 11 例，平均年龄（30.14±10.53）岁，用药前湿热证积分为（13.53±4.12），两组从年龄和用药前湿热证积分等方面，均有可比性（$P > 0.05$）。

2. 方法

治疗组以清热利湿、凉血和络法为主，自拟方组成为金银花 15g，石莲 15g，玄参 15g，白茅根 15g，荠菜 30g，生地黄 15g，墨旱莲 15g，紫珠草 15g，赤芍 15g，蒲黄 9g，鹿衔草 15g，女贞子 15g，当归 20g。每日 1 剂，分 2 次服。对照组以西药双嘧达莫 50mg，3 次 / 日，藻酸双酯钠 100mg，3 次 / 日治疗，2 个月为 1 个疗程进行观察。

3. 观察项目

主要观察两组用药前后湿热证积分、24h 尿蛋白定量、尿常规、血清肌酐、血清尿素氮等。

4. 统计学方法

分别采用 t 检验、Ridit 检验、秩和检验进行统计学处理。

（二）结果

疗效标准按卫生部《中药新药临床指导原则、慢性肾炎临床研究参考方法》分完全缓解、基本缓解、有效、无效进行疗效判断。

1. 两组之间治疗前后湿热证积分的比较

结果表明：治疗组治疗后与治疗前及与对照组治疗后比较，有显著性差异（$P < 0.01$）。见表 1-2-1。

表 1-2-1　两组治疗前后湿热证积分对照（$\bar{x} \pm s$）

组别	n	治疗前	治疗后
治疗组	40	15.62±2.91	6.37±1.34*△
对照组	32	13.53±4.12	12.48±2.02

注：* 治疗前后比较 $P < 0.01$；△ 两组治疗后比较 $P < 0.01$。

2. 两组治疗前后尿红细胞镜检比较

结果表明：治疗组治疗后尿红细胞镜检较治疗前及与对照组治疗后比较，均有显著性差异（$P < 0.01$）。见表 1-2-2。

表 1-2-2　两组治疗前后尿红细胞镜检结果

组别	n	治疗前					治疗后				
		−	1+	2+	3+	4+	−	1+	2+	3+	4+
治疗组	40	2	10	13	11	4	15	12	12	1	0*△
对照组	32	3	11	10	5	3	4	9	10	7	2

注：* 治疗前后比较 $P < 0.01$；△ 两组治疗后比较 $P < 0.01$。

3. 两组治疗前后 24h 尿蛋白定量比较

结果表明：治疗组治疗前后及与对照组治疗后比较，均有显著性差异（$P < 0.01$）。见表 1-2-3。

表 1-2-3　两组治疗前后 24h 尿蛋白定量结果（$\bar{x} \pm s$）

组别	n	治疗前	治疗后
治疗组	40	1.29±0.73	0.42±0.37*△
对照组	32	1.34±0.98	1.17±0.46

注：* 治疗前后比较 $P < 0.01$；△ 两组治疗后比较 $P < 0.01$。

4. 两组治疗前后肾功能检测结果

比较结果，未见明显差异（$P > 0.05$）。见表 1-2-4。

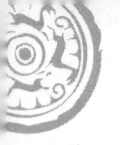

表 1-2-4　两组治疗前后肾功能检测结果（$\bar{x} \pm s$）

组别	n	尿素氮		血肌酐	
		治疗前	治疗后	治疗前	治疗后
治疗组	40	6.14±3.34	5.75±2.47	89.01±40.43	93.48±36.25
对照组	32	6.32±3.71	6.53±2.68	92.47±40.15	87.66±34.71

5. 两组治疗 IgA 肾病疗效判断比较

治疗组 40 例中，总有效率为 82%，无效率为 18%；对照组 32 例中总有效率为 33%，无效率为 67%。两组间比较有显著性差异（$P < 0.01$）见表 1-2-5。

表 1-2-5　两组治疗 IgA 肾病疗效结果

组别	n	完全缓解	基本缓解	有效	无效	总有效率
治疗组	40	20（50%）	9（22%）	4（10%）	7（18%）	33（82%）
对照组	32	3（9%）	6（19%）	6（18%）	17（54%）	15（46%）

注：* 与对照组比较 $P < 0.01$。

（三）讨论

现代医学认为，由于黏膜免疫功能的异常，黏膜浆细胞或分泌组织的淋巴细胞所产生的 IgA 增多，经血流到达肾小球与补体共同沉积于肾小球系膜区，在免疫反应、细胞因子、炎症介质及血液动力学异常等因素的作用下，肾小球系膜细胞发生增殖，这是 IgA 肾病的发病机制之一，但对于 IgA 肾病的确切病因及发病机制，尚有许多不明之处，所以在临床上，其仍缺乏有效的治疗方案和控制措施。如何发挥祖国医学的优势，进一步提高 IgA 肾病的疗效，仍值得我们去深入研究。

在中医上，大部分学者认为 IgA 肾病的病机主要为"本虚标实"。而其中的"本虚"主要是指气阴两虚为主；"标实"主要与湿、热、毒、瘀有密切的关系。我们在临床上发现，许多 IgA 肾病患者临床上表现为蛋白尿、血尿时，常伴有咽喉肿痛、脘闷纳呆、小便短赤、舌苔黄腻等湿热证的表现，而且常因呼吸道、肠道、皮肤的感染而使病情加重，所以笔者认为湿热证是 IgA 肾病病情变化、发展的关键性病理因素，患者常因湿热而致虚、致瘀及湿毒兼夹而出现临床上的一系列病理表现，因此，我们在临床上用清热利湿、凉血和络的中药组成方剂，对 40 例 IgA 肾病患者进行治疗，并与西药对照组进行比较，结果表明中药治疗组在减少尿蛋白、尿红细胞等方面明显优于西药对照组（$P < 0.01$），其临床总疗效达 82%，明显优于西药对照组的总疗效 47%（$P < 0.01$），而且应用中药治疗前后对患者的肾功能并没有明显影响（$P > 0.05$），由此证实，临床上应用中药清热利湿，凉血活络来治疗 IgA 肾病，是一种很有效的治疗手段，值得提倡。

作者：吴竞、杨爱国、陈扬荣　摘自《中华中医药学刊》2003 年 7 期

｜陈扬荣教授从三焦理论辨治 IgA 肾病血尿经验｜

　　IgA 肾病是一种常见的原发性肾小球疾病，以肾小球系膜区 IgA 沉积为特征，其发病有一定的年龄、性别、种族和地区差异，青壮年多见。临床表现多种多样，主要表现为血尿，可伴有不同程度的蛋白尿、高血压和肾脏功能受损，目前已成为终末期肾病（end-stage renal disease，ESRD）的重要病因之一。研究表明，中医药治疗 IgA 肾病血尿具有较好疗效。陈扬荣教授为全国名老中医药专家传承工作室建设项目专家，其从事临床教学、科研 50 余年。对 IgA 肾病血尿治疗具有独到的见解，疗效颇为显著。

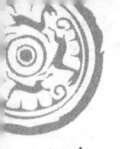

（一）对 IgA 肾病血尿病因病机的认识

对 IgA 肾病血尿的病因病机，陈扬荣教授认为本病的病因分为内因、外因。在本病的初期，主要以外邪为主，风热犯于肺卫，或热毒侵犯于肌表，留恋不愈，入里化热，致肺胃风热毒邪壅盛，热移于肾与膀胱，脉络受阻；中期随着疾病的进展，正邪斗争，出现心火下移，湿热内蕴于脾胃等证，产生血瘀、湿热等病理产物，下注膀胱；末期，以正虚为主，病程迁延不愈，出现脾胃气虚、肝肾阴虚，甚则肾阴阳两虚的危急证候。而内因主要是脾肾脏腑虚弱，由于先天禀赋不足、后天劳累疲倦导致脾肾耗损，而脾主统血、肾主封藏，脾失统摄，肾失封藏，则血溢脉外，可见血尿。对此，陈扬荣教授认为，该疾病病因不管是外邪，还是内因，皆可以按三焦辨证理论来探究。三焦辨证理论为清代医家吴鞠通所倡导，以上焦、中焦、下焦为纲，对疾病过程中的病理变化、证候特征及传变规律进行概括。《灵枢·营卫生会》曰："上焦出于胃上口，并咽以上，贯隔而布于胸中，走腋……中焦亦并胃中，出上焦之后，此所受之气者，泌糟粕，蒸精液，化其精微，不注肺脉，乃化而为血……下焦者，别回肠，注于膀胱而渗入焉。"《素问·灵兰秘典论》曰："三焦者，决渎之官，水道出焉。"这便可以充分表明三焦是气、血、津、液、精生发之处和运行通道。陈扬荣教授认为 IgA 肾病血尿的主要病因是三焦气化失常，病机主要是肺、脾、肾三脏功能亏损，以致气、血、津、液、精因化源不足而日渐衰弱，内生痰、瘀、湿、毒等诸多病理产物。因此，探求三焦辨证规律，并将其运用于 IgA 肾病血尿的治疗中有重要的意义。

1. 病在上焦

肺为娇脏，肺位最高，外邪侵袭，邪必先伤于肺。肺又为清虚之脏，

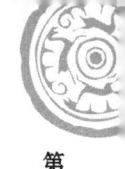

清轻肃静，不耐邪气之侵。中医认为，邪之所凑，其气必虚。因肺外合皮毛，风、寒、暑、湿、燥邪外袭皮毛，皮毛受邪，亦内合于肺。娇嫩之肺脏一旦为邪侵犯，肺卫之邪不解，由表入里，损伤肺络，则导致肺热壅盛，热伤脉络，下注肾与膀胱，发为血尿。此外，外邪侵袭上焦，则肺失肃降，导致其他脏腑代谢后产生的湿、热、瘀、浊无法下传于肾与膀胱，伤及肾络，则发为血尿。《证治准绳》曰："肺金者，肾之水母，持之通调水道，下输膀胱也，肺有损伤，妄行之血若气逆上者，既为呕血矣，气不逆血，如之何不从水道下降入于胞中，其热亦抵肾与膀胱可知也。"因此，陈扬荣教授提出，病在上焦，常以治肺为主。

2. 病在中焦

《难经·四十二难》说："脾……主裹血，温五脏"，说明脾主统血的生理功能，脾不统血，则血液无法在经脉之中流行，血行脉外，血自小便而出。《景岳全书·血证》曰："盖脾统血，脾气虚则不能收摄；脾化血，脾气虚则不能运化，是皆血无所主，因而脱陷而妄行。"传统医学认为，先天禀赋不足，后天饮食劳倦，均导致脾气虚，气虚则不能摄血运行，血随气陷，加之肾虚，肾失封藏，血随小便而出。中医认为心与小肠相表里，脾土左旋上升，清阳全升于上，就充分说明了心与小肠的关系。《诸病源候论·小便血候》曰："心主于血，与小肠合，若心家有热，结于小肠，故小便血也。"上焦不治则传中焦，心火炽盛，则移热于小肠与膀胱，发为尿血；且中焦脾胃湿热及肠腑湿热蕴结体内，气机不利，都可导致迫血下行，出现血尿。因此，陈扬荣教授提出，病在中焦，常以治脾胃为主。脾气健运，气血充盈，统摄有固，肾有所藏。

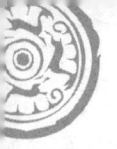

3. 病在下焦

《金匮要略方论·五脏风寒积聚病脉证并治》曰："热在下焦者，则尿血。"其火热又可分为实热和虚热。其一，由于平素嗜油甘厚腻，饮食不节，则生湿热，湿热深入下焦，损及肾与膀胱，迫血妄行，则见尿血。其二，随着疾病的发展，病程迁延反复，正邪斗争，久则出现脾肾气虚、肝肾阴虚等证。一方面，先天不足，后天失养，中气虚弱，脾不统血，加之肾失封藏，无摄血之力，血则随小便而出；另一方面，由于素体阴虚，耗伤真阴，导致肾阴不足，肝肾得不到滋养，出现肝肾阴虚，则虚热内生，火热下行，血溢脉外而致血尿。同时，陈扬荣教授认为，IgA肾病是一种慢性病，在疾病的发展过程中，也会逐渐产生瘀血等病理产物，导致血热互结，煎灼血液津液，耗伤阴液，血液运行不畅，导致内出血，出现血尿；或血热破损脉络，导致血液阻塞在体内，气血运行障碍，造成瘀血不散，失血尿加重。正如《证治汇补》说："胞移热于膀胱，则溺血。内因或肺气有伤，或肝伤血枯，或肾虚火动，或思虑劳心，或劳力伤脾，或小肠结热，或心胞伏暑，俱使热乘下焦，血随火溢。"这是对下焦产生血尿最好的诠释。因此，陈扬荣教授提出，病在下焦，常以治肝、脾、肾为主。

（二）临床治法特点

陈扬荣教授认为，IgA肾病血尿的治法既丰富又多样，结合中医八法、病因病机及辨证分型，其中热、虚、瘀三大类型较为常见，因此，陈扬荣教授认为其治法大致有清热解毒法、补气统摄法、收敛固涩法，并重视活血化瘀，擅长用虫类药。

1. 清热解毒法

在 IgA 肾病早期，主要是以感受风热毒邪为主，导致热邪下传下焦。《医学纲目》记载："小便出血，是心伏热在于小肠。"由于素体热盛，心火亢盛，移热至小肠，伤及血络，出现血尿。且结合临床发现，此阶段主要以"肉眼血尿"为主，应以下法或清热治之，以清热解毒为治则。陈扬荣教授常常用连翘辛凉轻宣，透泄散邪；辅以白花蛇舌草、牛蒡子、野地菊清热解毒，以截断病情，给热邪以出路。

2. 补气统摄法

在 IgA 肾病疾病的缓慢发展期，多以"镜下血尿"为主。《黄帝内经》云："中气不足，溲为之变。"久病体虚，伤津耗气，加之血尿病程的迁延性，更使正气不足，导致气阴两虚。肾病及脾，脾虚无法固摄，脾不统血，而化血无源，导致不通及不荣，发为血尿。因此，陈扬荣教授认为补气统摄法是必要之大法，常常用大剂量黄芪、生地黄、熟地黄、枸杞子等。研究发现，黄芪可作用于核酸代谢的不同部位，最终促进蛋白质的合成，提高血中白蛋白水平，则脾得以健运，肾得以固。《临证指南医案·淋浊》曰："尿血一症，虚者居多，倘清之不愈，则专究乎虚，上则主于心脾，下则从乎肝肾，久则亦主于八脉。"所谓"乙癸同源"，肾虚则肝脏无法得到滋养，导致肝不藏血，发为血尿，因此，在补脾同时，也要补肝、肾，陈扬荣教授常辅以怀牛膝、续断，可达到很好的治疗效果。

3. 收敛固涩法

此法主要针对 IgA 肾病血尿病程缠绵、反复发作、病机复杂、证候多样的特点，在清热解毒、补气统摄法的基础上，巧妙采取收敛固涩、凉血止血之品。陈扬荣教授常常用芡实、山药益肾固精；金樱子、覆盆子固精缩尿；

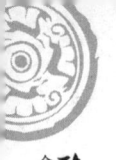

琥珀、茅根活血散瘀，清热利尿等。此法别出心裁，可控制病情的发展。

4.重视活血化瘀，擅长用虫类药

IgA 肾病血尿多与热邪有关。《血证论》云："离经之血，虽清血鲜血，亦有瘀血。"由于病情迁延多变，病程绵长，久病成瘀，阻滞经络气血，导致血溢脉外，血自膀胱而出，发为血尿。瘀血不仅是病理产物，同时又是导致血尿持续或加重的重要病理因素。因此，血化瘀贯彻整个 IgA 肾病始终。正如《先醒斋医学广笔记》所说："宜行血而不宜止血……行血则血行经络，不止自止。"陈扬荣教授认为在治疗 IgA 肾病血尿时当以活血祛瘀为要，并常配伍虫类药。虫类药药性大多偏辛、咸，辛能通络，咸能软坚，因此虫类药大多具有搜风剔络、清热利湿、软坚散结、活血化瘀等功效。因此，陈扬荣教授常常在治疗 IgA 肾病血尿时运用如蝉蜕、水蛭、僵蚕、地龙等虫类药以破血散瘀、消痈散结。也常辅以一些补气补血之药，如黄芪、生地黄、熟地黄、当归等，以达到扶正祛邪之效。

（三）总结

对于 IgA 肾病的病因病机，中医学认为其主要病因是三焦气化失常，导致肺、脾、肾三脏功能亏损，以致气、血、津、液、精因化源不足，内生痰、瘀、湿、毒等诸多病理产物，其产生的热毒、瘀血等病理产物又导致血尿持续反复发作，使病情迁延多变，病程绵长，从而使病情复杂化。相比西医，中医治疗 IgA 肾病血尿确有成效。陈老认为，若能对其病因病机深入研究，将实验与临床结合，则有助于辨证论治方案的统一，将更有效治疗 IgA 肾病血尿，从而提高该病的临床疗效，同时推进中医药事业的发展，为以后肾病研究者提供帮助。

作者：朱小洪、吴竞、陈扬荣　摘自《亚太传统医药》2019 年 3 期

慢性肾炎中医理论研究和治验

慢性肾小球肾炎（简称慢性肾炎）是由多种原因引起，多种病理类型组成的原发于肾小球的一组免疫性疾病。其发病特点为起病隐匿、病程绵长，常有不同程度的蛋白尿、血尿及水肿、高血压、肾功能损害。本病常进展缓慢，治疗困难，部分患者最终发展成肾功能衰竭，其在我国发病率较高，是我国引起慢性肾功能衰竭的首要病因。其在中医中属于"水肿""腰痛""头痛""眩晕""虚劳"等病范畴。陈扬荣认为慢性肾炎的主要病机有"邪实"和"正虚"两个方面，"邪实"方面，主要有风、寒、湿、热等外邪侵袭，伤及脏腑，而致肺、脾、肾三脏功能失调，水液代谢紊乱，除此之外，还有湿热内蕴、瘀血内阻等"内邪"伤肾；正虚方面，主要是指肺、脾、肾三脏的气血阴阳不足，并构成了慢性肾小球肾炎的病理基础。所以其主要的病机是湿热久蕴，湿毒之邪下迫，深入下焦，伤及血分。湿热不化，邪毒内蕴，病程迁延，一则损伤血络，动血出血，同时又造成血络瘀阻，血瘀不行，一则耗伤阴精，使下焦肝肾之阴不复，而络脉瘀阻则下焦决渎失职，水湿不化；阴液亏虚则邪毒更甚，闭遏难出。所以陈扬荣归纳为：慢性肾小球肾炎的发病基础是肺、脾、肾三脏气血阴阳的虚损；湿浊、毒热之邪是慢性肾小球肾炎发生、发展、迁延的重要因素和病理基础，而瘀血是慢性肾小球肾炎的发生发展过程中不可忽视的重要环节，虚、瘀、湿、热四大病因病机相互影响，决定了慢性肾炎的发病规律及临床表现。

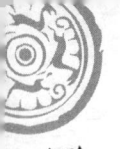
陈扬荣认为传统的对慢性肾炎的辨证以正虚为纲，以气虚和阴虚多见，在治疗肾炎的过程中，存在过于强调补虚的惯性思维。事实上邪实病因在慢性肾炎的发病中亦起很大作用，因而陈扬荣在应用中医中药治疗慢性肾炎中强调重视补虚的同时，不能忽视祛邪。根据个体差异及致病邪实的不同，灵活应用清热、解毒、利湿及活血化瘀之法，往往能够事半功倍。

除以上外，陈扬荣还特别强调患者自身的调摄与保养。由于慢性肾炎病程缠绵而长，所以除药物治疗外，患者还应注意生活的调摄，强调劳逸结合，既要注意休息，避免劳累过度，又要进行适当的活动，以使全身气血调畅，经络舒通，有利于正气恢复，防止外邪入侵，促使邪毒外泻。同时要注意饮食有节，宜食清淡易消化、营养丰富的食品，同时主张多食新鲜的蔬菜瓜果，切忌暴饮恣食膏粱厚味、辛辣香燥之品，一防败坏脾胃，二防助长湿热使病情反复、加剧，同时应避免使用对肾脏有损害的药物，以防加剧肾功能的恶化。

相关论文

陈扬荣教授从热虚瘀论治肾性血尿经验

肾性血尿是指排除外伤、肿瘤、结石、结核、尿路感染、泌尿系统结构畸形等因素，因肾小球病变导致的尿中出现畸形红细胞的疾病。根据肾性血尿的发病特点和临床症状，可将其归属为中医"血证""尿血""溲血""溺血"等范畴。该病常表现为病情隐匿、反复发展、迁延难愈，临床部分患者病情可缓慢进展，最终出现肾功能进行性下降，因此，积极治疗肾性血尿具有重要临床意义。现代医学可对本病进行明确的诊断，但迄今仍无

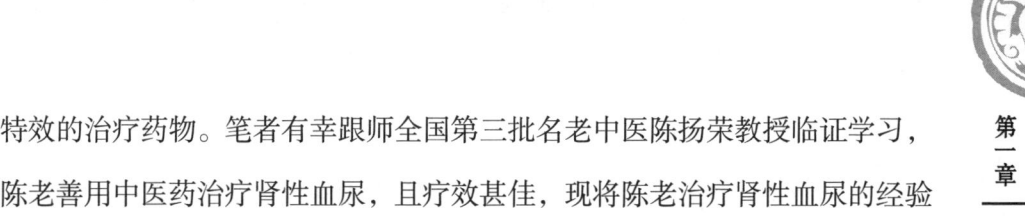

特效的治疗药物。笔者有幸跟师全国第三批名老中医陈扬荣教授临证学习，陈老善用中医药治疗肾性血尿，且疗效甚佳，现将陈老治疗肾性血尿的经验论述如下，以飨同道。

（一）病因病机

1. 从"热"论治

陈老认为肾性血尿的急性发作期以"邪热"为主，缓解期亦可见"虚热"证候，临证依据患者病情特点的不同可分为如下几类。

（1）外感风热

《素问·风论》曰："风者，百病之长也。"陈老认为人体四时皆可受到风邪侵袭，肾性血尿亦不可忽视外感风邪对疾病的影响。《灵枢·经脉》曰："肾足少阴之脉……其直者从肾上贯肝膈，入肺中，循喉咙，挟舌本。"肺与肾关系密切，患者或感受风热，或风寒化热，邪热易从口鼻侵入，搏结于咽喉，犯于肺表，咽为肾所主，喉为肾之门户，邪热循足少阴肾经下行，伤及肾络，灼伤血分，血热妄行，发为血尿。

（2）湿热内蕴

陈老指出福建省地处东南沿海地区，系亚热带海洋性季风气候，潮湿多雨，易感受湿邪，"湿"与"热"易相互搏结，加之患者饮食多肥甘厚腻，以致湿热内生。若湿热蕴结中焦，胶着难去，日久不化，下传肾与膀胱，迫血妄行，发为血尿。《医方考》言："下焦之病，责于湿热。"《金匮要略方论·五脏风寒积聚病脉证并治》曰："热在下焦者，则尿血。"肾与膀胱位居下焦，若湿热之邪蕴结下焦，或中焦湿热下传下焦，膀胱及肾络受损，血溢脉外，导致血尿。

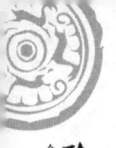

（3）阴虚内热

在缓解期，患者亦可见火热证候，患者多因素体阴虚，或因摄生不慎，房劳过度，或邪热伤阴，或误服、过服温补之品，或七情内伤，郁而化火伤阴，致肾阴亏虚，阴虚无以制阳，虚火亢盛，灼伤肾络，血溢脉外而尿血。

2. 从"虚"论治

肾性血尿缓解期以"正虚"为主，因病程、实邪及患者体质等因素的影响，临证可分为如下几类。

（1）脾肾气虚

《金匮要略注》云："五脏六腑之血，全赖脾气统摄。"脾为后天之本，主运化，主统血，脾健则气血化生有源，脾气可统摄血液于脉道内。若脾气亏虚，不能摄血，则致血溢脉外，发为血尿。《素问·六节藏象论》载："肾者主蛰，封藏之本，精之处也。"元阴元阳藏于肾，五脏六腑之精亦藏于肾，故肾宜固摄不宜泄，若肾气亏虚，失于固摄，则血随尿出，而见尿血。故脾肾两虚，失于固摄封藏是肾性血尿的主要病机之一。

（2）气阴两虚

患者多因病程较长，久病致脾肾亏虚，脾虚不能运化水谷，无以化生气阴，肾虚不得藏精化气以资助气阴，加之气虚不能摄血，失血日久伤阴，虚火内生，灼伤脉络，发为血尿。

（3）阴阳两虚

《素问·生气通天论》曰："阳气根于阴，阴气根于阳，无阴则阳无以生，无阳则阴无以化。"阴阳相互依存，互资互用，阴虚日久，则阴损及阳，阴阳俱损，阴虚则虚热灼伤肾络，阳虚则无力行血，导致血溢脉外，发为血尿。

3. 从"瘀"论治

瘀血是体内血行涩滞或血液停积而形成的病理产物，早在《黄帝内经》中便有关于瘀血的论述，《素问·痹论》曰："病久入深，营卫之行涩，经络时疏，故不通。"陈老认为瘀血既是肾性血尿的病理产物，又是发病的致病因素，是本病迁延不愈的主要病因之一，贯穿病程始终。瘀血产生的原因很多，结合本病的"热"与"虚"两大基本病因，可分为如下几类。

（1）因虚致瘀

一是气虚血瘀，临证以脾肾气虚多见，肾性血尿病程较长，迁延日久，以致脾肾气虚，气虚无力推动血液运行，血停成瘀。二是阴虚血瘀，患者因素体阴虚或饮食、情志等因素，导致虚热内生，煎熬阴液，使血液浓缩、黏滞，产生瘀血。三是阳虚血瘀，本病迁延难愈，日久阴损及阳，阳虚无以温煦血脉，无力运行血液，以致血流缓慢而成瘀。

（2）因实致瘀

一是因邪致瘀，患者感受风热之邪，或风寒之邪化热入里，与血搏结，导致瘀血。二是湿热致瘀，湿热蕴结中焦或下焦，日久不化，阻滞气血运行，气机不利，血行不畅而致瘀。三是气滞血瘀，"气为血之帅"，患者因久病不愈，情志郁结，或因湿热内阻，气机不畅，气不行血而成瘀。四是出血血瘀，此病系出血性疾病，必有"离经之血"，停滞体内，阻碍气血运行，血液运行不畅而致瘀。

综上，陈老认为肾性血尿迁延难愈，病程较长，病情复杂，临证当首从热、虚、瘀3点入手，另当辨清各点具体病因，再施以清热、补虚、消瘀，以获良效。

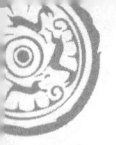

（二）治则治法

1.清热

（1）疏风清热

陈老临证多见肾性血尿患者伤风感冒后出现尿红细胞明显增加的情况，此时为疾病的急性发作期，可见明显肉眼血尿。对于此类外感诱发或加重肾性血尿的患者，陈老喜用金银花、蒲公英。金银花善于清热解毒，兼可凉血化瘀；蒲公英长于清热解毒，兼可凉血、利湿。两者相互配伍，可增强清热解毒、凉血止血之功效。佐以大蓟、地榆、白茅根等凉血止血；连翘、菊花、淡豆豉等清热解表。热毒壅盛，咽喉肿痛者，加薄荷、牛蒡子、射干、马勃、卤地菊等清热解毒，消肿利咽；若外感内传，里热炽盛，血尿量多者，加生地黄、赤芍、栀子、牡丹皮、半枝莲、荠菜等清泄里热，凉血止血；体虚易感者，可合用玉屏风散益气解表。

（2）利湿清热

湿性重浊黏滞，易与"热"合，缠绵难去，灼伤肾络，常发为肉眼血尿。因此，陈老认为湿热亦是肾性血尿迁延难愈的主要病因之一，临证喜用黄芩、黄连，此二药苦寒，功擅清热燥湿，且兼有止血之效；佐以半夏、厚朴理气燥湿，小蓟、白茅根凉血止血，藕节、蒲黄凉血消瘀止血。中焦湿热者，可加用茯苓、陈皮、白豆蔻、薏苡仁等；下焦湿热者，可加用栀子、车前子、黄柏、滑石、竹叶、木通等；热重于湿者，重用黄芩、黄连加大清热燥湿之力；湿重于热者，加藿香、佩兰等芳香化湿；血尿量多者，加地榆、侧柏叶等凉血止血；眼睑或下肢浮肿者，加茯苓皮、车前子、玉米须等利水消肿。

（3）滋阴清热

陈老临证总结发现肾性血尿患者以中老年女性偏多，此类患者常有尿色鲜红，兼有潮热、盗汗等阴虚内热的表现。对于此证，陈老多首选女贞子、墨旱莲二味药物。女贞子滋养肝肾、益血添精；墨旱莲既可滋补肝肾之阴，又能凉血止血。佐以熟地黄、山茱萸滋阴补肾，填精益髓；山药健脾补气，益肾固精；黄柏、知母滋阴泻火。虚火妄动、尿血较甚者，加白及、藕节、白茅根、茜草等凉血止血；尿血量多者，可加阿胶、三七等养血止血；阴虚较甚者，加玄参、龟甲等养阴止血；潮热者，加青蒿、鳖甲、地骨皮、白薇等清退虚热；盗汗者，可加麻黄根、浮小麦、五味子、煅牡蛎等收敛固涩。

2. 补虚

（1）健脾益肾

患者多因过度劳倦，房事不节，情志内伤，或病程日久，耗伤脾肾等致脾肾亏虚，统摄无权，血液不循脉道，下泄溲中，而致血尿。陈老常重用黄芪，黄芪为补气上品，又可益气摄血；另用党参、茯苓、白术、大枣健脾益气；山药、桑寄生、菟丝子、莲子补肾益精。陈老提出，在选用补益药时，应当以"平和"为要，切忌为图疗效，增大药量或选用大辛大燥之品，反伤正气。尿血甚者，加熟地黄、阿胶、仙鹤草等养血、收敛止血；气虚下陷、少腹坠胀者，加升麻、柴胡等益气升阳；腰膝酸软者，加山茱萸、杜仲、牛膝、续断补肾气，强腰膝；肾气不足，失于固摄者，可加煅牡蛎、芡实、金樱子、补骨脂等固涩止血。

（2）益气养阴

患者多因病程较长，脾肾亏虚，日久耗气伤阴所致。临证陈老喜用太

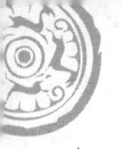

子参，现代药理研究表明，太子参可通过稳定肾小球基底膜通透性，修复基底膜，减少红细胞漏出，另加黄芪、白术补气健脾，熟地黄、山药、山茱萸、枸杞子滋补肝肾，兼加少量丹参、川芎、马鞭草活血化瘀止血。脾胃虚弱，气血不足者，加白术、山药健脾扶正；夜寐欠安者，加合欢皮、夜交藤、酸枣仁、远志等安神助眠；大便秘结者，加玄参、生地黄、麦冬等滋阴润燥通便，亦可加少量大黄，兼有止血之效。

（3）补阴温阳

阴阳两虚临床较为少见，多由气阴两虚日久发展而来。张景岳主张："善补阳者必于阴中求阳，则阳得阴助而生化无穷；善补阴者必于阳中求阴，则阴得阳升而化源不竭。"陈老喜用金匮肾气丸加减，用少量附子、桂枝，"少火生气"，鼓舞肾中阳气，补命门之火，引火归源；配合六味地黄丸之熟地黄、山茱萸、山药、泽泻、茯苓、牡丹皮以培补真阴，使阴得阳助，阳得阴生，阴阳并补。阳虚甚者，加淫羊藿、巴戟天、肉苁蓉、菟丝子等补肾助阳；腰膝酸软者，加牛膝、杜仲等补肾强腰；血尿较多者，加赤石脂、仙鹤草等固涩止血。

3. 消瘀

陈老认为"瘀血"贯穿肾性血尿的病程始终。对于瘀血的治疗，首先应当依据疾病的病程阶段、主要病因及临床表现等，按照"急治其标，缓治其本"的治疗原则施以辨证论治。如气虚血瘀者，治以益气补虚；阴虚血瘀者，治以滋阴清热；阳虚致瘀者，治以温肾助阳；外邪致瘀者，治以疏散外邪；湿热致瘀者，治以清热利湿等。具体治疗经验在上述"清热"及"补虚"中已分点论述。

同时，陈老认为无论何种病因导致的肾性血尿，患者既有出血，"离

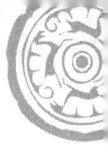

经之血便为瘀"，瘀血停滞体内，影响气血运行，以致血行不畅，瘀血内生，瘀血阻滞，脉络不通，反又加重出血，如此循环往复，难以痊愈。因此，陈老提出"消瘀"一法。缪希雍在《先醒斋医学广笔记》中提出："宜行血不宜止血。"唐容川在《血证论》中提出"治血四法"，将"消瘀"列入其中，张子和也提倡："贵流不贵滞。"陈老认为肾性血尿的治疗，不应单纯"见血止血"，若一味重用凉血止血药物，反致寒凉入内，发生"血遇寒则凝"之弊，应在"急治其标，缓治其本"的同时，另加适量行血活血之品，使瘀血消散，气血调和，达到"不止血而尿血自止"的目的。对于瘀血症状不明显者，亦应将"消瘀"一法贯穿治疗始终。陈老临证喜用血竭、三七粉两味活血止血的代表药物，此外，常用红花、川芎、丹参、牡丹皮、蒲黄、赤芍、茜草根、鬼箭羽、刘寄奴以行血、消瘀、止血。对于顽固性血尿的治疗，陈老还喜用虫类药物，陈老认为此类患者其瘀血已非草木类活血药物所能消除，常用乌梢蛇、水蛭、全蝎、地龙、蜈蚣等虫类药品搜剔通络，可奏奇效。

（三）日常调护

《素问·生气通天论》曰："阴平阳秘，精神乃治。"中医学认为起居有常，饮食有节，情志舒畅有利于更好地发挥药效和控制疾病。《三因极一病证方论》曰："病者小便出血，多因心肾气结所致，或因忧劳房室过度，此乃得之虚寒。"因此，陈老认为应重视情志、饮食和起居在本病发病和进展中的作用，情志郁结，气机阻滞，血行不畅，溢于脉外；起居失常，饮食不节，损伤脾肾，失于固摄，发为血尿。因此，在药物治疗的同时，常强调将饮食起居和情志调摄加入本病的治疗方案中。在饮食起居上，嘱咐患者起居有常，避免劳累，注意休息，预防感冒和感染；饮食宜清淡，提倡多

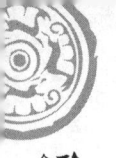

食素食，忌食辛辣油腻之品。在情志方面，陈老认为，肾性血尿虽大多无临床症状，但常迁延难愈，易给患者造成严重心理负担，调畅情志有助于提高药物疗效，常嘱患者注意端正心态、积极沟通、调畅情志，切勿忧思过度，保持心态乐观，坚持用药。在健康教育的同时，在用药上亦随症加减，如心烦易怒者加香附、佛手、绿梅花、郁金等；失眠者加炒酸枣仁、合欢花、首乌藤、生龙骨、生牡蛎等。

作者：马筱璠、吴竞、陈扬荣　摘自《云南中医中药杂志》2020 年 3 期

陈扬荣教授从藏象理论辨治慢性肾炎血尿经验

慢性肾炎血尿由肾小球源性疾病所致的，是慢性肾炎的临床主要症状之一，其病因复杂，病情多变，临床上以反复发生的肉眼血尿或镜下血尿为主要特征，属于中医"血证""尿血""溺血"的范畴。目前现代医学对慢性肾炎血尿尚无特效药物，而中医药治疗具有一定优势。藏象理论首载于《黄帝内经》，对疾病的诊疗有着不可忽视的临证意义。陈扬荣教授在其多年丰富的临床工作中，运用藏象理论对血尿的病因、发病机制及治疗有独特的认识和体会。

（一）病因病机

陈扬荣教授认为慢性肾炎血尿病机为本虚标实，病程可分为急性发作期和缓解期，急性发作期常以"标实"为主，缓解期则以"正虚"为主。本虚为肺、脾、肾三脏功能亏虚为主，其本在肾，其标在肺，其制在脾；致病因素主要缘于饮食劳倦、体虚久病等，饮食劳倦伤脾。致病因素为房劳伤肾，劳欲过度，致脾肾亏损，进而出现气血阴阳的失衡，气虚不能摄血，

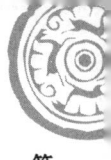

血液溢出脉道而致尿血。标实多因热、湿、瘀等病理产物灼伤肾络，外感风热，风热之邪侵犯肺表，热邪下移肾与膀胱，热伤肾络，因而形成血尿。总而言之，陈扬荣教授认为慢性肾炎血尿形成的病机不外乎"热盛迫血"和"气虚不摄"两方面。对此，不论是急性发作期还是缓解期，都可运用"藏象"理论来辨治慢性肾炎血尿。"藏象"学说是中医学理论体系的核心，指藏于体内的脏腑及其体现于外的生理病理征象及以五脏为核心的与外界环境相通应的事物与征象。陈扬荣教授认为慢性肾炎血尿病变以肺、脾、肾三脏功能病变为主，热、瘀、湿为患，进而气虚不能统摄血液，或虚火旺盛，灼伤络脉，导致血液不循常道，离经外逸而成尿血。本病病位在脏腑，病因是脏腑功能失调，因此，陈扬荣教授从"藏象"学说辨治慢性肾炎血尿，辨病不离根，治病有源寻，临床屡有效验。

1. 其本在肾

肾主蛰守位，封藏失司，络损血溢。

肾为"先天之本""封藏之本"，《素问·六节藏象论》曰："肾者，主蛰，封藏之本，精之处也。"肾主蛰守位是肾的生理特点之一，是关于其藏精功能的高度概括。守位，指的是肾中相火藏而不露。陈扬荣教授认为慢性肾炎血尿其病位在肾，且肾开窍于二阴，肾气封藏，则精微气血内盛，肾气虚不能封藏，则致血不能在脉道内正常运行而外溢；另一方面，肾阴为一身阴气之根本，先天不足或房事不节，导致肾阴亏损，内生虚热，伤及络脉，则血热而妄行。因此，陈扬荣教授主张本病其本在肾，封藏失司，而致络损血溢。

2. 其标在肺

肺主治节，风邪入于少阴，则尿血。

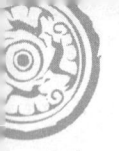
肺主治节，指肺具备调节肺之呼吸及全身之气、血、津液的功能。肺称华盖，主宣发肃降，通调水道，主行水，下输膀胱。少阴属肾，肾上连肺，肺卫受邪，邪热可下迫肾络。陈扬荣教授联系"藏象"学说中肺为娇脏，外合皮毛，外感六淫邪气易入侵，首先犯肺，认为风热之邪外袭，肺卫热盛，热炽肺络，肺主治节失调，宣降失常，下迫肾与膀胱，风热之邪灼伤脉络，进而肾络受损，血逸出脉外形成尿血，故主张慢性肾炎血尿的发病其标在肺。《诸病源候论·小便血候》亦载："下部脉急而弦者，风邪入于少阴，则尿血。"虽肺卫所受之邪不乏寒邪，但陈扬荣教授认为在慢性肾炎血尿的发病中，以"热邪"为主要表现，其虽初起热象不显，但很快由于表邪未解，迅即入里化热。

3. 其制在脾

脾主统血，中气虚弱，血无所主而脱陷。

脾为"后天之本""气血化生之源"。脾主统血，指脾具备调摄、控制血液在脉道中如常运行而不溢出脉外的作用。在《金匮要略编注·下血》中就有"五脏六腑之血，全赖脾气统摄"的说法。脾属土，肾属水，土为水之"所不胜"，脾土亏虚不能制约肾水，血为水谷精微通过气的作用转化而来，故陈扬荣教授认为慢性肾炎血尿病机其制在脾，所谓"气为血之帅"，脾气旺盛，才能起到固摄作用，调制血液在脉道正常流行而不逸出脉道。若脾气虚弱，健运失常，气生乏源，则固摄作用削弱，血无所主而脱陷外溢。

（二）辨证论治

1. 邪热犯肺型

临床表现为发热、咳嗽，咽痒，血尿，舌质红，苔薄黄或黄，脉浮或

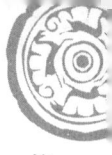

浮数。病因病机为风热之邪侵犯肺表，致肺主治节失司，水道不利，精微不布，损及肾脏，邪热循经下迫肾与膀胱。治以疏散风热，凉血安络。方药多以银翘散加减。方为金银花 15g，桑白皮 15g，柴胡 15g，牛蒡子 10g，黄芩 10g，连翘 10g，六月雪 10g，柴胡 10g，桑叶 10g，大青叶 10g，车前子 10g，甘草 3g。临证加减：发热、咽痛突出者，可加重牛蒡子用量，再加薄荷、桔梗等疏风散热，利咽；伴有蛋白尿者，加金樱子、菟丝子、山茱萸收敛固摄；有研究报道黄芪有降尿蛋白之功，因此，临证伴蛋白尿者，陈老多加大量黄芪（用量大至 30g）补气降尿蛋白；镜下血尿明显、红细胞数多者，可予白茅根、蒲黄等以加强止血之效。

2. 湿热蕴结型

临床表现为胸痞腹胀，烦热口渴或渴不欲饮，肢体困重，大便或溏或秘，小便短赤，尿血，甚至肉眼血尿，舌红，苔黄或黄腻，脉弦滑或滑数。病因病机为过食肥甘厚腻，酿成湿热，进而湿热蕴藏，损及脾胃，或外感湿热之邪，湿热之邪壅滞，下注膀胱，热盛迫血而致出血。治以清利湿热，凉血止血为主。方药多以小蓟饮子加减。方为小蓟 12g，通草 6g，生地黄 10g，栀子 10g，淡竹叶 10g，蒲黄 10g，萹蓄 10g，瞿麦 10g，车前子 15g，白茅根 10g，甘草 3g。临证加减：淋证甚者，加滑石清热利湿通淋，陈老取其"体滑主利窍，味淡主渗热"之效；瘀血明显者，或尿中夹有血块者，加牛膝、桃仁、红花、牡丹皮等活血化瘀。

3. 脾肾亏虚型

临床表现为腰背酸痛，纳少，脘腹胀痛，乏力，大便溏薄，尿频，镜下血尿，夜寐欠安，舌淡，边有齿痕，苔薄白，脉沉细。病因病机为脾主统血，脾为气血生化之源，脾失运化，精微失布，肾脏失养，脾肾亏虚，脾虚

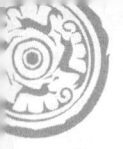
不能统摄，肾虚不能封藏，血溢出脉道而成血尿。治以健脾益肾，固摄止血。方药多以六君子汤合六味地黄丸加减。方为生地黄 10g，黄芪 15g，山药 15g，山茱萸 10g，金樱子 10g，沙苑子 10g，车前草 12g，仙鹤草 15g，瞿麦 10g，茯苓 15g，白术 10g，甘草 3g。临证加减：夜尿频繁者，可加桑螵蛸、益智仁等固精缩尿；夜寐欠安者，可加酸枣仁、首乌藤、合欢皮等宁心安神；多梦难眠者，陈老喜用煅龙骨、煅牡蛎各 30g；便溏甚者，可再加扁豆、芡实等加强健脾助运。

4.肾阴亏虚型

临床表现为头晕耳鸣，倦怠，腰膝酸软，潮热盗汗，五心烦热，尿血或仅为镜下血尿，舌质红或少苔，脉细数。病因病机为肾阴为一身阴气之根本，"五脏之阴气，非此不能滋"。由于先天禀赋不足或房劳过度、年老体倦，真阴耗伤，肾阴亏虚，虚火内炽，损伤脉络，血逸形成血尿。治以滋肾阴清虚热，凉血止血为主。方药多以知柏地黄丸加减。方为熟地黄 10g，女贞子 15g，墨旱莲 15g，地骨皮 15g，萆薢 10g，六月雪 10g，白花蛇舌草 15g，白茅根 15g，黄柏 15g，车前子 10g，炙甘草 6g。临证加减：腰膝酸软明显者，加杜仲、桑寄生、牛膝、续断等助其补肝肾、强筋骨之力；虚热显著，颧红潮热甚者，加白薇、青蒿等退虚热。

● 病例介绍

陈某某，女，60 岁。2018 年 10 月 28 日初诊。

现病史：患者反复镜下血尿 1 年余，既往多次外院查尿常规示，隐血（2+~3+），尿蛋白（-~1+），红细胞 44~80/μL。泌尿系统彩超示，未见异常。辰下见镜下血尿，腰酸，稍感疲倦，夜尿 2~3 次，纳差，寐尚可，舌暗红，边有瘀点，苔白脉沉细。查体为血压 130/85mmHg，颜面及双眼睑

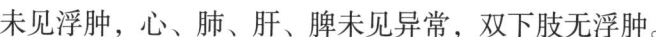

未见浮肿，心、肺、肝、脾未见异常，双下肢无浮肿。

西医诊断：隐匿性肾炎。

中医诊断：尿血病。

辨　　证：脾肾亏虚，兼瘀血内阻。

治　　法：健脾益肾，固摄止血，兼以化瘀。

处　　方：熟地黄 10g，山药 15g，山茱萸 15g，怀牛膝 10g，牡丹皮 10g，泽泻 10g，茯苓 10g，白术 9g，金樱子 10g，沙苑子 10g，桃仁 5g，白茅根 10g，车前子 10g，甘草 3g。

14 剂，水煎服，每日 1 剂。

二诊（2018 年 11 月 11 日）：药后患者诉疲倦较前缓解，仍感腰酸，夜尿 1~2 次，纳寐可，舌脉同前。复查尿常规示：隐血（1+），尿蛋白（–），红细胞 40/μL。遂予前方去金樱子、沙苑子、牡丹皮，加杜仲 15g，续断 10g，续服 14 剂。再次复诊，患者诉上述症状改善，查尿常规示，隐血（1+），红细胞 20.3/μL。

所谓"邪之所凑，其气必虚"，饮食劳倦伤脾，脾运失司，水谷精微无以运化，肾精失其濡养；且患者年过半百，脏腑渐虚，日久及肾，脾肾亏虚，脾虚不能统摄血液，肾虚固摄无力，血液外溢而致尿血，病久入络致瘀血内阻。"腰为肾之府"，肾虚则见腰酸疲倦；肾虚固摄无权，则见夜尿多；舌暗红，边有瘀点，苔白、脉沉细均为脾肾亏虚，兼瘀血内阻之征。故治以健脾益肾，固摄止血，兼以化瘀。李东垣认为补肾不若补脾，许叔微认为补脾不若补肾，陈老根据其多年临床经验，认为脾虚当补脾，肾虚当补肾，脾肾两虚当脾肾双补，选方用药应循其源，故初诊时陈老以补益脾肾为主。方中熟地黄、怀牛膝滋阴补肾；山茱萸补养肝肾，兼能涩

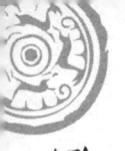

精；山药补益脾阴，亦能固精；茯苓、白术健脾益气。舌暗红，边有瘀点为"瘀血"之征，陈老认为本虚标实之证治当使邪有出路，且"瘀血"作为本病的病理产物亦是其缠绵难愈的致病因素之一，贯穿病程始末，故治疗之初即兼以化瘀止血，祛邪扶正，标本同治。以牡丹皮清热凉血，兼活血；桃仁活血祛瘀；白茅根、车前子清热利尿，白茅根兼能止血，止血与活血并用。二诊疲倦较前缓解，蛋白尿、血尿较前改善，夜尿减少。陈老认为此乃脾肾始固，功能渐复，正气得充，但唯腰酸如故，故稍减固摄之品，投之强筋骨、壮肾府之杜仲、续断。续服 14 剂之后，患者上述症状改善。陈老所选方药补中兼泻，止血不留瘀，药中正的。

（三）结语

慢性肾炎血尿病因复杂，部分病情演变为迁延难愈，陈扬荣教授在其多年临床医学工作经验的积累上，以《黄帝内经》"藏象"理论为基础，从肺、脾、肾三脏"藏象"学说方面，辨治慢性肾炎血尿的病因病机、发展机制及其临床治疗，临证始终从病机入手，审证求因，辨证论治，审其主次缓急，辨其标本虚实。临证诊疗上，在急性发作期以治标为主，祛邪以扶正，缓解期以治本为主，补益脾肾，顾本之源。

作者：范丽妃、吴竞　摘自《福建中医药》2020 年 2 期

——｜慢性肾炎蛋白尿的中医理论研究和治验｜——

蛋白尿是慢性肾小球肾炎的主要临床表现之一，其可归属于中医中"精气""精微"的概念，中医认为，"精气"宜藏不宜泻，肾为"封藏之本""受五脏六腑之精而藏之"；脾主要统摄升清。若肾不藏精，或脾不摄精，或脾不升清，便致精气下泻而出现蛋白尿。所以说脾不摄精，肾不藏

精，清气下陷是慢性肾小球肾炎蛋白尿的直接机制。但是由于人体是一个有机的整体，其他脏腑的病变亦可影响脾肾而致脾不摄精、肾不藏精，如《素问·经脉别论》云："饮入于胃，游溢精气，上输于脾，脾气散津，上归于肺，通调水道，下输膀胱……"表明饮食精微的吸收输布与各脏腑相关，如肝病，疏泄失常，中则侮土，脾不升清，精微下陷；又如《格致余论》中所云的"主闭藏者肾也，主疏泄者肝也"，若肝失疏泄，能致肾不闭藏，精气外泄。说明肝之疏泄失常可形成蛋白尿的。又如肺气贲郁，宣降不利，脾气上输之清气不得上归于肺而布散全身，经走膀胱也能形成蛋白尿。所以说，蛋白尿的形成机制与各脏腑的功能失调相关，除此之外，湿热痰浊之邪，阻遏气机，壅滞三焦，困于中焦，使脾不升清而清浊俱下。又可扰乱下焦使封藏失职，精髓溲泄而成蛋白尿，病程日久，久病必成瘀，血瘀不行，湿瘀互结，阻滞肾络，精气不能畅流，壅而外溢，形成蛋白尿，而且陈老还认为，外感风寒、风热、湿邪而致患者反复感冒、咽痛、乳蛾肿痛、皮肤痈疖脓疱等，均极易引起蛋白尿，所以陈老对慢性肾小球肾炎的蛋白尿，提出以下几种辨证治疗方法。

（一）急则治其标，强调祛除外邪

由于慢性肾小球肾炎在病情发展过程中，常因上呼吸道感染、肠道感染、皮肤感染等诱因而使病情加重和蛋白尿增多，所以在患者由于上述原因而致蛋白尿时，首先应该依据辨证，采用辛温解表或辛凉解表或清热解毒等方法治疗，可用荆防败毒散、银翘散、五味消毒饮等方剂加减，并可酌情使用金银花、连翘、大青叶、蒲公英、黄芩、黄连、鱼腥草、龙舌草等，同时对于慢性肾炎的患者，平时应注意预防感冒或感染，以免诱发或加重病情，平时可服玉屏风散、四君子汤等来进行预防。

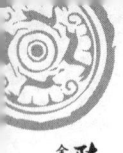

●病案

患者，陈某，男，32岁，反复尿中泡沫增多5年余，经中西药治疗后尿蛋白稳定在1+~微量。5天前，因淋雨不慎感受外邪，出现畏寒，发热（体温38.7℃），咳嗽痰白黏稠，咽喉肿痛，鼻塞流黄稠涕，双下肢及眼睑浮肿，舌质淡红，舌苔薄黄，脉浮数。查尿常规：蛋白（3+），隐血（1+）。

辨　　证：外感风热，邪热壅肺。

治　　法：疏散风热、解毒利咽。

方　　药：银翘散加减。

金银花15g，连翘10g，牛蒡子10g，荆芥10g，防风10g，淡豆豉10g，薄荷6g，龙舌草10g，大青叶10g，茯苓皮15g，桑白皮10g，柴胡10g，甘草3g。

5剂，水煎服，每日1剂。

患者复诊，畏寒发热症已愈，眼睑及下肢浮肿好转，仍有咳嗽痰黄黏稠，舌质淡红，舌苔薄，脉浮，续守上方去柴胡、荆芥，加浮海石10g，枇杷叶12g。续服5剂后，患者复诊，症状基本痊愈。复查尿常规：蛋白微量，隐血（－）。

（二）缓则治其本，注重益肾健脾固涩

在慢性肾炎的后期，由于长期蛋白尿的流失而出现脾肾气虚的临床表现，如症见腰酸膝软，耳鸣眩晕，气短懒言，双下肢轻度浮肿，纳差，或形寒怕冷，大便时溏，小便清利，或失眠健忘，烦躁口干，舌质淡胖、脉沉细，或舌质红、脉细数。陈老认为，此时患者由于病程日久反复，再合水谷

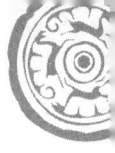

之精微长期泄漏，导致脾肾气阴两虚，所以在治疗上应在辨证基础上治以健脾益气，补肾固涩或滋养肝肾，益气固涩或调理阴阳，益肺固肾为主，常用的方剂有六味地黄丸、一贯煎、二至丸、水陆二仙丹、玉屏风散等方剂加减治疗。而且在慢性肾炎的缓解期，患者尿蛋白较少，邪热不甚时，亦可应用此法来巩固疗效，扶正祛邪，以防止病情复发和保护肾功能作用。

●病案

患者，张某，女，61岁，以反复尿中泡沫增多7年，曾在外院诊断为"慢性肾炎"，给予西药治疗，疗效欠佳，尿蛋白反复在2+~3+，就诊时症见尿中泡沫增多，面色苍白，头晕耳鸣如蝉，神疲乏力，纳呆气短，腰膝酸软，大便稀溏，眼睑轻度浮肿，舌质淡红，舌苔薄黄，脉细无力。

辨　　证：脾肾亏虚，气血不足。

治　　法：健脾养血固肾。

方　　药：八珍汤合二至丸。

党参15g，黄芪15g，白术10g，茯苓皮10g，生地黄10g，当归10g，白芍10g，川芎6g，续断10g，枸杞子10g，覆盆子10g，女贞子10g，墨旱莲10g，山茱萸15g，芡实10g。

7剂，水煎服，每日1剂。

复诊时，患者自觉症状改善明显，大便已成形，眼睑浮肿消退，复查尿蛋白（1+），隐血（2+）。给予守前方去川芎、续断，加白茅根15g、大蓟10g。续服14剂后复查尿蛋白（－），隐血微量，后改用六味地黄汤加减治疗。追踪6个月，患者病情稳定，尿蛋白、尿隐血均（－）。

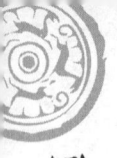
（三）扶正祛邪，重视清热利湿，活血化瘀在治疗慢性肾炎蛋白尿中的应用

陈老认为，慢性肾炎病程较久，在大部分患者的病机上，常表现为虚中夹实，实中夹虚，虚实互见，寒热错杂。其中正虚主要有肺、脾、肾的不同，而以脾肾虚损为主要病机；而邪实主要以湿热、瘀血为主，正虚难复，易感外邪使得病情反复，而湿邪久恋，郁而化热，热伤气阴进而阴阳气血俱虚，正气愈虚，湿邪更强。久病气虚不运，血行不畅而致气虚血滞，导致湿阻血瘀互结，使得虚者更虚，实者更实。所以，对于这一时期的慢性肾炎患者，应趁其正气尚未大伤时，抓紧时机及时清利湿热，活血化瘀以澄其源，使邪去而正复。即使正气已衰仍应以祛邪为主，"泻六补四"祛邪与扶正兼顾。临床上应始终着眼于"湿"与"瘀"并重，治宜"清热"与"活血"二者并重，以清除病邪，恢复正气，使蛋白尿得以控制。在临床上，可辨证使用防己黄连汤、当归补血汤、桃红四物汤等方剂加减，亦可酌情选用生地黄、黄芪、白术、茯苓、苦参、当归、丹参、益母草、车前草、白茅根、玉米须、琥珀、枸杞子、赤芍等。

●病案

患者，郑某，男，46岁，以反复双下肢浮肿3个月，加剧伴尿中泡沫增多为主诉就诊，患者既往有"慢性肾炎"病史，平常尿蛋白（2+）左右。近3个月来，因为劳累之后，出现尿蛋白（3+）、隐血（2+），伴有双下肢浮肿，尿量减少，尿中泡沫增多，神疲乏力，腰酸痛，纳呆，口苦咽干，时时泛恶，大便溏，小便短赤，舌质红，舌苔黄腻，脉弦滑。

辨　　证：脾肾气虚，湿热困阻。

治　　法：健脾益肾，利湿消肿。

处　方：黄芪 15g，益母草 12g，山药 15g，枸杞子 10g，车前草 10g，薏苡仁 20g，茯苓皮 15g，白茅根 10g，藕节 10g，琥珀 10g，大腹皮 10g，玉米须 12g，半夏 9g。

二　诊：水煎服 5 剂后，患者浮肿消退，尿量增多，尿色转清，口苦好转，给予上方去玉米须、大腹皮，加党参 10g、生地黄 12g、白芍 10g。

三　诊：服用 7 剂后复诊，诉上述症状明显改善，浮肿退，尿中泡沫减少，复查尿蛋白（1+），尿隐血（1+），24h 尿蛋白定量 0.18g。

续服上方 14 剂后，复查尿蛋白微量，隐血（1+），诉食量增加，大便转正常，自觉精神明显好转。追踪 3 个月，病情未见复发。

作者：吴竞、陈扬荣

摘自《第三批全国老中医药专家学术继承论文荟萃（2002~2015 年）》

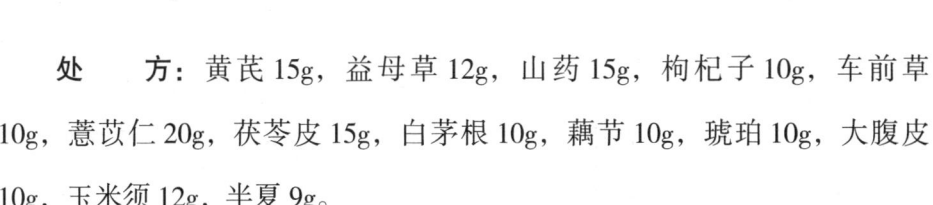

陈扬荣教授治疗血尿的临床经验

慢性肾炎的血尿为慢性肾炎中常见的临床症状，其病因复杂，主要有原发性或继发性肾小球肾炎、薄基底膜肾病等，临床上以反复发作的肉眼或显微镜下血尿为主要临床表现，目前现代医学对其治疗性研究进展缓慢。迄今为止尚无特效的治疗药物。陈老在临床诊疗的过程中，将其分成急性发作期和缓解期，并认为急性发作期常以"邪热"为主，缓解期则以"正虚"为多见。

（一）慢性肾炎血尿的急性发作期以"邪热"为主

陈老认为，慢性肾炎血尿特别是在临床上出现肉眼血尿时，常为疾病的急性发作期，其病因主要是以"邪热"为主，临床上常依据患者病情特点

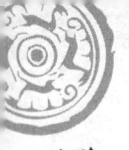

的不同，可分为如下几种类型。外感风热型，主要是由于外感风热之邪，使得肺之风热毒邪炽盛，下迫肾与膀胱，血络受伤，血溢于脉外而致尿血；热毒蕴结型，主要是由于热毒之邪蕴结咽喉，下注膀胱，肾与膀胱脉络受损，血溢水道而致尿血；中焦湿热型，由于湿热之邪蕴结中焦，阳明经热，下注膀胱迫血妄行而为尿血；下焦湿热型，由于下焦膀胱湿热偏盛，损伤血络，血溢于脉外而为尿血；肝胆湿热型，由于湿热之邪困阻肝胆，肝经郁热，深入血分而为尿血。正如《素问·气厥论》阐述的"胞移热于膀胱、则癃溺血"又如《血证论》中所云"外因乃太阳、阳明传经之热结于下焦"，"内因乃心经遗热于小肠，肝经遗热于血室"。在治疗上，陈老提出了以清泻实热为主，并根据其发病部位的不同，在用药上有所侧重，如外感风热型，可用金银花、连翘、柴胡、玄参、蒲公英、大青叶等清热解毒之品；热毒蕴结型，可用射干、马勃、牛蒡子、卤地菊、蝉蜕等利咽解毒之品；中焦湿热型，可选用车前子、淡竹叶、瞿麦、萹蓄、草薢、黄柏等清利湿热之品；肝胆湿热型，可选用龙胆草、黄芩、益母草、栀子、白芍、柴胡、车前子等清泻肝经湿热之品。同时，在临床中，可酌情加用紫珠草、白茅根、大蓟、小蓟、侧柏叶、槐花等凉血止血之品。

（二）慢性肾炎血尿的缓解期以"正虚"为多见

陈老认为，在慢性肾炎血尿的缓解期则以"正虚"为多见，其主要为脾、肾两虚，由于脾、肾的不足可导致阴阳气血的失调，而在此期间，患者的血尿主要表现为缓慢而持久的镜下血尿。在临床上，可分为如下几种类型。脾肾气阴两虚型，由于慢性肾炎的血尿在此期以病程绵长为特点，久病而导致脾虚不能运化水谷以化生气阴，肾虚不得藏精化气以资助气阴，使气阴两虚，气虚而不能摄血，阴虚则火旺致虚火伤络，血不循经而致血尿。

肾阴亏虚型，由于肾阴亏虚，虚火内生，伤及血络，迫血妄行，而致血尿，正如张景岳所云："肾精不足，相火妄动，遂而不退者……则见血。"脾肾气虚型，由于素体气虚或饮食不节、房劳过度，常伤及脾肾，而致脾气虚不能固摄统血，肾气虚不能封藏，而致血不循经，溢于脉外而致尿血。阴阳两虚型，由于疾病后期，出现阴损及阳、阳损及阴、阳虚不能固摄封藏，血不循经，阴虚生内热，热迫血行而致尿血。在治疗上，陈老提倡以"滋肾养益气"并举。对于气阴两虚型，常用太子参、麦冬、女贞子、墨旱莲、桑椹、西洋参等益气滋阴之品；肾阴亏虚型，常用知母、黄柏、生地黄、牡丹皮、茜草、龟甲、鳖甲等益肾滋阴降火之品；脾肾气虚型，常用人参、黄芪、山药、莲子肉、升麻、山茱萸、补骨脂等健脾益肾之品；阴阳两虚型，常用女贞子、生地黄、熟地黄、枸杞子、山茱萸、仙茅、淫羊藿等滋阴温阳之品。

（三）瘀血贯穿慢性肾炎血尿病程始终

陈老认为，慢性肾炎血尿的患者自始至终都有血瘀的存在。其产生的原因常可因虚致瘀、因湿致瘀、出血致瘀、病邪致瘀、久病致瘀。由于久病或机体正虚邪恋，而瘀血为邪实部分，再加上气虚不能行血，湿邪阻滞，血行不畅，最终导致瘀血阻络，血不能循经，而出现尿血不止。而现代医学研究证明，慢性肾炎血尿的产生与免疫介导、肾小球基底膜损伤，肾脏血液动力的改变，微循环障碍及炎症反应形成的肾脏局部增殖、硬化有很大的关系，而这些病理上的变化，在中医上常在血瘀中体现出来。所以陈老认为，在治疗慢性肾炎血尿的各期、各型中均可适当配伍一些活血祛瘀的药物，从而起到事半功倍的效果。在临床上对慢性肾炎血尿常选用的活血祛瘀中药有丹参、益母草、白花蛇舌草、琥珀、鸡血藤、三七、蒲黄、仙鹤草、牛膝等品。

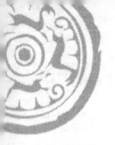
●病案一

林某，男，23岁，学生，2003年4月7日初诊。

现病史：患者反复镜下血尿7个月余，同时伴有腰酸痛，口苦而干，纳呆，夜不寐，尿黄赤，舌质红，舌苔黄腻，脉弦滑。患者曾在多家医院查出尿隐血（3+），尿沉渣镜检示尿红细胞数67~110/h，并行泌尿系统B超及膀胱镜检查未见异常，查尿相差显微镜示尿红细胞畸形率75%以上。

查　体：血压115/70mmHg，颜面及双眼睑未见浮肿，咽红，双侧扁桃体Ⅰ度肿大，心、肺、肝、脾未见异常。

西医诊断：隐匿性肾炎。

中医诊断：血尿。

辨　证：下焦湿热，迫血妄行。

治　法：清利湿热，凉血止血。

处　方：黄柏9g，淡竹叶6g，墨旱莲10g，生地黄12g，黄芩10g，炒栀子10g，女贞子10g，藕节10g，白茅根10g，蒲黄10g，琥珀10g，莲子肉10g。

7剂，水煎服，每日1剂。

二　诊：药后症状明显改善，复查尿隐血（1+），尿沉渣镜检示尿红细胞数35/μL，舌质红，舌苔薄黄，脉弦。继续给予前方去黄柏、女贞子，加生黄芪15g，仙鹤草10g。14剂。

三　诊：患者诉症状基本消失。复查尿隐血微量，尿沉渣红细胞数13/μL。

患者续服上药半年，其中因撰写毕业论文熬夜劳累而出现镜下血尿3d，其余平均每2周查1次尿常规，尿隐血均为阴性。

●病案二

黄某，女，35岁，于2003年11月20日初诊。

现 病 史：患者反复镜下血尿18个月，同时伴有头晕，耳鸣如蝉，腰酸乏力，形体消瘦，纳呆。咽部不适感，舌质淡红，舌苔薄黄，脉细。曾多次查尿常规，尿蛋白（－），尿隐血（2+）。尿沉渣镜检，尿红细胞计数30~50/h。查泌尿系统B超未见异常。肝肾功能正常。在外院肾活检病理报告示IgA肾病，弥漫系膜增生性肾小球肾炎，轻度肾小管间质病变。服西药盐酸贝那普利、双嘧达莫片、复方芦丁等治疗，镜下血尿无明显好转。

查 体：形体瘦小，颜面及双眼睑未见浮肿，咽红嫩，双侧扁桃体未见肿大，心、肺、肝、脾未见异常，双下肢无浮肿。

西医诊断：IgA肾病。

中医诊断：血尿。

辨 证：气阴两虚，湿热下注。

治 法：滋肾益气养阴，佐以清热化瘀。

处 方：生地黄12g，山茱萸10g，黄芪15g，茯苓10g，女贞子10g，墨旱莲10g，杏仁4.5g，黑蒲黄10g，琥珀10g，牡丹皮6g，车前子10g，藕节10g，狗脊10g。

14剂，水煎服，每日1剂。

二 诊：患者头晕耳鸣，腰酸症状明显好转，复查尿常规示尿隐血（1+），尿沉渣镜检示尿红细胞计数11/μL。给予前方去车前子、狗脊、杏仁，加益母草10g，大蓟10g。14剂。

三 诊：再次复查尿常规示尿隐血微量，尿沉渣镜检示尿红细胞计数6/μL，嘱前方续服。

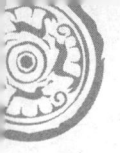

3个月后，尿常规检查正常。以后改为间隔服用中药，并配合六味地黄丸，追踪1年，患者尿常规均正常。

作者：吴竞、陈扬荣

摘自《第三批全国老中医药专家学术继承论文荟萃（2002~2015）》

温肾健脾汤对脾肾阳虚型慢性肾炎的临床疗效及对血清 VEGF 的影响

慢性肾炎，是以蛋白尿、血尿、水肿和高血压为主要临床表现的肾小球疾病，病程长，病情一般进展缓慢，可出现不同程度的肾功能减退，部分最终逐渐发展至慢性肾衰竭。慢性肾炎的发病原因及机制不明确，西医主要以防止或延缓肾功能进展、缓解临床症状、防治并发症，或根据肾活检病理类型针对性治疗，虽然在治疗上取得了一定的临床疗效，但存在费用较高、疗程长等问题。

蛋白尿是影响慢性肾炎进展的重要因素，其病机主要与脾肾虚损有关。脾为后天之本，主运化，人体的精微营养物质的布散均有赖于脾脏，脾脏受损，清浊不分，清气不升反降，导致精微物质下泄外出；肾为先天之本，居下焦，主封藏之职，肾虚失于气化则封藏失司，精微不固下泄，形成蛋白尿。

本研究是对脾肾阳虚型慢性肾炎的患者使用协定方温肾健脾汤进行治疗，通过观察温肾健脾汤治疗后脾肾阳虚型慢性肾炎患者的临床疗效及血清血管内皮生长因子（vascular endothelial growth factor，VEGF）变化，从而为中医治疗慢性肾炎提供一种新的方法。

（一）资料与方法

1. 诊断标准

（1）慢性肾炎西医诊断标准

参考《肾脏病学》有关慢性肾炎的诊断标准制定。

（2）中医诊断标准及证候积分标准

参考《中药新药临床研究指导原则》中慢性肾炎脾肾阳虚证的诊断标准制定。

2. 纳入标准

（1）符合西医诊断标准，蛋白尿阳性的慢性肾炎。

（2）符合中医脾肾阳虚证的诊断标准。

（3）年龄在 18 岁以上，65 岁以下者。

（4）符合慢性肾脏病（CKD）1 期即肾小球滤过率（glomerular filtration rate，GFR）＞ 90mL/（min·1.73m^2），24h 尿蛋白定量在 0.5~3g。

（5）近期有服用中药或 ACEI 类药物者，停药 2 周后再纳入。

3. 排除标准

（1）妊娠或哺乳期妇女。

（2）合并严重基础疾病（如急性心肌梗死、心脏压塞、充血性心力衰竭、肝硬化、大面积肺梗死、严重心律失常、肾脏占位性病变等）。

（3）有使用免疫抑制剂者。

（4）无法合作者，如精神病患者。

（5）急性肾炎、肾病综合征、继发性和遗传性肾小球疾病。

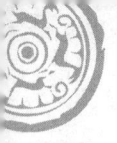

4. 一般资料

本次观察病例均来自福建省人民医院 2017 年 1 月至 2018 年 1 月间诊断为脾肾阳虚型慢性肾炎的门诊和住院患者。本课题研究使用随机、对照的试验研究方法，根据纳入标准和排除标准，将符合要求的脾肾阳虚型慢性肾炎患者 62 例，按照简单随机原则分为对照组（31 例）、治疗组（31 例），纳入本研究。健康对照组（20 例）从福建省人民医院体检中心的健康体检者中随机选取而来。

（二）研究方法

1. 治疗方法

（1）对照组

在血压耐受情况下口服西药培哚普利 8mg，每日 1 次。若患者的血压仍高于 130/80mmHg，则继续予钙离子通道阻滞剂、β 受体阻滞剂、α 受体阻滞剂治疗。血压的目标小于 130/80mmHg，则控制蛋白摄入，即给予严格的饮食治疗，蛋白质每日摄入量为 0.6g/kg。

（2）治疗组

在对照组治疗基础上加温肾健脾汤加减，中药方剂主要成分为生黄芪 30g，淫羊藿 15g，山药 10g，山茱萸 10g，覆盆子 10g，芡实 15g，薏苡仁 15g，茯苓皮 15g，车前子 10g，白茅根 15g，琥珀 4.5g，怀牛膝 6g。每日煎煮 1 剂，早晚各 1 次，餐后内服，200mL/ 次。

（3）两组疗程均为 2 个月。

2. 观察指标

疗效指标：血清血管内皮生长因子（VEGF）、24h 尿蛋白定量、肾功

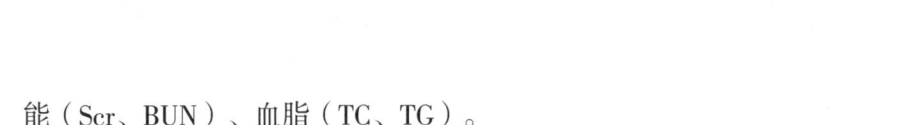

能（Scr、BUN）、血脂（TC、TG）。

3. 疗效标准

临床总疗效及中医证候疗效均参考《中药新药临床研究指导原则》中慢性肾炎部分内容制定。

（三）统计学方法

本课题的数据采用统计软件 SPSS 20.0 进行数据分析，治疗前两组计量资料对比，符合正态分布者，采用独立样本 t 检验，否则予秩和检验。治疗前后两组计量资料对比，符合正态分布者，采用配对样本 t 检验，则采用秩和检验。等级资料之间比较用秩和检验，计数资料对比用 χ^2 检验。相关变量的相关性检验，若符合正态分布，用直线相关 Pearson 法，不符合正态分布者，用等级相关 Spearman 法。服从正态分布的定量资料用均数 ± 标准差来表示。对于结果 P 值，$P < 0.05$ 表示有统计学意义，$P < 0.01$ 表示显著统计学意义。

（四）结果

1. 一般资料

表 1-3-1　治疗组和对照组一般资料的比较（$\bar{x} \pm s$）

指标	对照组	治疗组	P
性别（男：女）	16：14	15：15	0.796
年龄 / 岁	34.63±8.96	34.17±9.87	0.849
慢性肾炎病程 / 月	15.93±5.08	14.9±5.92	0.471

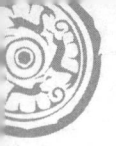

2. 两组治疗前临床生化指标水平比较

治疗组和对照组患者的血清 VEGF、肾功能、血脂和 24 小时尿蛋白定量均符合正态分布，经 t 检验，无统计学意义（$P > 0.05$），具有可比性。如表 2 所示：

表 1-3-2　对照组和治疗组治疗前肾功能及 24h 尿蛋白定量情况的比较（$\bar{x} \pm s$）

指标	对照组	治疗组	P
血清 VEGF/μg·mL⁻¹	220.27 ± 64.77	223.48 ± 52.89	0.834
Scr/μmol·L⁻¹	65.95 ± 9.97	65.09 ± 8.79	0.723
BUN/mmol·L⁻¹	4.63 ± 0.94	4.71 ± 1.07	0.774
TC/mmol·L⁻¹	4.29 ± 1.03	4.33 ± 0.88	0.902
TG/mmol·L⁻¹	1.13 ± 0.34	1.12 ± 0.4	0.907
24h 尿蛋白定量 /mg·（24h）⁻¹	1583.43 ± 383.83	1522.02 ± 391.96	0.542

3. 两组治疗前后临床生化指标的比较

表 1-3-3　两组治疗前后临床生化指标的比较（$\bar{x} \pm s$）

指标	对照组		治疗	
	治疗前	治疗后	治疗前	治疗后
血清 VEGF/μg·mL⁻¹	220.27 ± 64.77	178.3 ± 58.79[**]	223.48 ± 52.89	137.8 ± 41.78[**Δ]
Scr/μmol·L⁻¹	65.95 ± 9.97	65.91 ± 8.03	65.09 ± 8.79	67.13 ± 6.86
BUN/mmol·L⁻¹	4.63 ± 0.94	4.6 ± 0.91	4.71 ± 1.07	4.71 ± 1.07
TC/mmol·L⁻¹	4.29 ± 1.03	4.27 ± 0.9	4.33 ± 0.88	4.29 ± 1.03
TG/mmol·L⁻¹	1.13 ± 0.34	1.11 ± 0.34	1.12 ± 0.4	1.09 ± 0.4
24h 尿蛋白定量 /mg·（24h）⁻¹	1583.43 ± 383.83	1251.0 ± 469.66[**]	1522.02 ± 391.96	952.63 ± 273.21[**Δ]

注：组内比较，治疗前后比较，**$P < 0.01$；组间比较，治疗组与对照组治疗后比较，Δ$P < 0.01$。

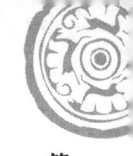

4.两组治疗前后中医证候积分的比较

治疗前两组中医证候积分符合正态分布，采用 t 检验，无统计学意义（$P > 0.05$），具有可比性；治疗后两组的中医证候积分水平均显著下降（$P < 0.01$），组间对比，治疗组下降幅度大于对照组，具有统计学意义（$P < 0.05$）。如表1-3-4所示。

表1-3-4 两组治疗前后中医证候积分的比较（$\bar{x} \pm s$）

组别	例数	治疗前	治疗后	差值
对照组	30	12.1±2.8	7.10±3.71[**]	5.13±4.48
治疗组	30	12±3.24	4.87±3.44[**]	7.13±5[△]

注：组内比较，治疗前后比较，**$P < 0.01$；组间比较，治疗组与对照组差值比较，△$P < 0.05$。

5.疗效比较

（1）两组中医证候疗效比较

两组治疗后中医症状、体征较治疗前均有所改善，治疗组总有效率优于对照组，经秩和检验具有统计学意义（$P < 0.05$）。如表1-3-5所示。

表1-3-5 中医证候疗效的比较

组别	例数	临床控制	显效	有效	无效	总有效率	Z	P
对照组	30	3	5	9	13	56.7%	−2.29	0.022
治疗组	30	6	9	10	5	83.3%		

（2）临床总疗效

对照组、治疗组的总有效率分别为60%、86.6%。组间对比，治疗组的临床总疗效总体优于对照组，经秩和检验，具有显著统计学意义（$P < 0.01$），表明对于慢性肾炎，温肾健脾汤联合西医治疗的疗效优于单

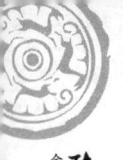

纯西医治疗。如表 1-3-6 所示。

表 1-3-6　临床总疗效

组别	例数	显效	有效	无效	总有效率
对照组	30	5	13	12	60%
治疗组	30	13	13	4	86.6%

（五）讨论

蛋白尿是慢性肾炎常见的临床症状，在古籍中并无"蛋白尿"这一病名，通过文献查阅研究显示，中医学认为蛋白是人体的精微物质（类似中医学中的精微、精气等），蛋白尿是精微物质外泄的结果。根据临床来看，脾肾两脏亏虚是产生蛋白尿的病机关键。脾为后天之本，主运化，人体的精微营养物质的布散均有赖于脾脏，脾脏受损，清浊部分，清气不升反降，导致精微物质下泄外出；肾为先天之本，主封藏之职，肾虚失于气化则封藏失司，精微不能固摄下泄外出，形成蛋白尿。另外，瘀血、风邪、湿毒则是引起蛋白尿的重要诱因。

陈扬荣教授对慢性肾炎的治疗有着丰富、独到的临床经验。陈老认为慢性肾炎的病机是本虚标实，本虚主要是脾肾亏虚为主，标实有外感六淫、水湿、瘀血。陈老认为在临床上多数慢性肾炎起病时都有外感病史，在慢性肾炎得到控制时，再次得外感病，不仅会使疾病复发，还会使原有控制的症状加重。正所谓正气存内，邪不可干，疾病往往是在本虚即正气亏损的基础上，外邪乘虚而入发生的。正所谓治病求本，陈老提出脾肾之虚，为慢性肾炎之"本"，主张从脾肾论治，贯穿治疗的始终，只有弥补了脾肾的虚损，促使脾肾功能恢复，才能达到痊愈的目的。肾为先天之本，主水、主封藏，

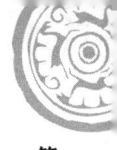

肾之阳气起到固摄、温煦、推动，肾之阴水滋养、营润，共同维持机体生命活动。脾为后天之本，与胃共居中焦，主升清降浊，运化水谷以滋养全身，与肾一同控制水液代谢输布；脾统血，维持血液在脉中正常循行。慢性肾炎时，脾肾虚损，则水道通调不畅，水液运行失常，泛溢于肌表则发水肿；脾虚运化失司，故清阳不升，则水谷精微输布不得，肾阳虚，封藏失司，精微随尿下泄，则见蛋白尿；脾虚血液失于统摄，溢于脉外，则出现血尿。腰为肾之府，肾阳虚机体失于温煦，故腰膝冷痛、畏寒肢冷。脾虚失于健运，中焦升降失常，水谷腐熟不能，精微不能充养人体，气血不充，则见精神萎靡。陈老经过多年的临床观察，认为脾肾阳虚证慢性肾炎在临床上并不少见。陈老以温肾健脾为治法，自创温肾健脾汤为主方，治疗脾肾阳虚型慢性肾炎患者，效果显著。

VEGF 在早期又叫作血管通透因子。VEGF 家族及其受体在血管生成及血管通透性中起到重要作用。肾脏中的 VEGF 含量丰富，大多由肾小球上的足细胞合成分泌，肾小球内皮细胞也可合成 VEGF，上述两种分泌细胞表面也存在大量 VEGF 受体，故 VEGF 能以旁分泌与自分泌的方式共同维持基底膜的正常功能。病理情况下，VEGF 表达异常可能与肾脏疾病的发病过程相关，VEGF 及其受体可能共同参与肾脏疾病的发生发展。

蛋白尿是加重肾脏损害，导致肾功能进行性恶化的重要原因。VEGF 有增加血管通透性、促进内皮细胞增殖及血管生成修复功能，肾脏拥有丰富的血管网，肾脏病常伴有微血管的损伤，故 VEGF 被认为是影响肾脏疾病发生、发展及转归的重要因素之一。足细胞作为表达 VEGF 最丰富的细胞，其不仅分泌 VEGF，其表面还有大量 VEGF 受体，VEGF 通过自分泌，作用于足细胞，发挥生物学作用，病理情况下，多种刺激因素（如缺氧、转化生

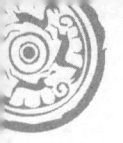

长因子 - β、活性氧类等）使足细胞 VEGF 表达异常增多，与内皮细胞表面的 VEGF 受体结合，影响内皮细胞功能调节滤过膜机械屏障；减少基底膜阴离子数而影响电荷屏障；VEGF 使足细胞合成基底膜成分（如 IV 型胶原）发生改变；通过影响血流动力学，滤过增加，蛋白尿形成，可一定程度验证 VEGF 与蛋白尿的漏出有关。

本研究中所用中药汤剂温肾健脾汤是陈扬荣教授多年临床用药经验所总结出的验方，根据脾肾阳虚型慢性肾炎的发病过程中的病机特点及相关理论，参考各医家临床医案，结合现代中医药药理研究成果，按照君、臣、佐、使的组方规律而组成验方。

本方以温肾助阳、健脾利水为治法。由生黄芪 30g，淫羊藿 15g，山药 10g，山茱萸 10g，覆盆子 10g，芡实 15g，薏苡仁 15g，茯苓皮 15g，车前子 10g，白茅根 15g，琥珀 4.5g，怀牛膝 6g 组成。本方中黄芪，性甘，微温，善入脾经，脾主运化，主升清，脾虚水湿不运，泛溢肌肤，则可见形体肥胖，肢体浮肿，本方黄芪生用，长于利尿消肿，既能补脾益气以治本，又能利尿消肿以治标，为治疗"气虚水肿之要药"；淫羊藿，味辛、甘、性温、燥、烈，擅于补肾壮阳，尤以壮阳见长，诚如《医学入门》所言"补肾虚，助阳"，肾主水，肾阳不足，不能蒸腾气化，则水湿泛溢肌肤，故身体浮肿，水湿趋下，则腰以下肿甚，小便短少，本方黄芪与淫羊藿同用，温肾健脾利水，标本兼顾，共用为君药。臣药配以山药、山茱萸、覆盆子、芡实。山药甘，平，能归肺、脾、肾三经，肺、脾、肾兼治，气阴双补，其补肾气又能滋养肾阴，《本草纲目》谓其可"益肾气，健脾胃"，有补后天以充养先天之效；山茱萸味酸，性微温、质润，温而不燥，补却不峻，既补肾气，又益肾精；覆盆子甘、酸，微温，主入肝肾，补而不峻，作用平和；芡实

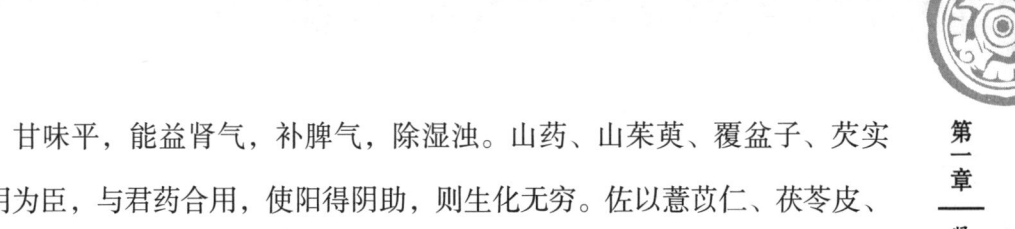

性，甘味平，能益肾气，补脾气，除湿浊。山药、山茱萸、覆盆子、芡实共用为臣，与君药合用，使阳得阴助，则生化无穷。佐以薏苡仁、茯苓皮、车前子、白茅根、琥珀。薏苡仁长于健脾利水，利尿不伤正；车前子甘寒滑利，善通利水道，与补益脾肾之君臣药相伍，可消脾肾虚之水肿；白茅根利尿通淋，利水不伤阴；琥珀利尿通淋。薏苡仁、茯苓皮、车前子、白茅根、琥珀五药共用为佐助药，加强利水之效。怀牛膝长于补肝肾，另一方面，其性善下行，既可利水通淋，又可引药下达于肾，用为佐使。诸药相伍，温肾助阳，健脾利水，肾阳得充，则脾阳得温，脾气得健，水谷精微、水湿得运，标本同治，故名温肾健脾汤。

本研究为西药联合温肾健脾汤治疗脾肾阳虚型慢性肾炎患者，治疗后患者的临床症状及实验室检查均有一定程度的改善。在临床总疗效方面，治疗组的总疗效为86.6%，明显优于对照组60%的总疗效。证明了温肾健脾汤辨证治疗脾肾阳虚型慢性肾炎的有效性。在中医证候疗效的方面，治疗组中医证候总有效率为83.3%，明显优于对照组56.7%的有效率。证明温肾健脾汤对中医证候改善的有效性。

本次研究得出，治疗组、对照组治疗后的血清VEGF、24h尿蛋白定量较治疗前均明显下降（$P < 0.01$），两组治疗后相比较，治疗组降低血清VEGF、24h尿蛋白的效果优于对照组（$P < 0.01$）。温肾健脾汤联系西医治疗降尿蛋白效果较单纯西药治疗显著。

作者：林东、吴竞、陈扬荣　摘自《福建中医药》2018年增刊

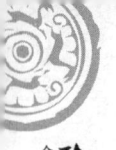

系统性红斑狼疮的治疗经验及研究

一、系统性红斑狼疮的中医理论及临床研究

系统性红斑狼疮（Systemic lupus erythematosus，SLE）是以血清中出现多种自身抗体、免疫复合物沉积和多系统受累为主要临床特征的结缔组织病。其临床症状复杂，局部出现皮肤红斑、皮疹或紫癜，口或鼻黏膜溃疡，多关节红肿胀痛，全身症状多以发热、疲乏为主。随着病变进展，出现肾脏、血液、神经系统等多系统病变。SLE临床发病急骤，病情难以有效控制，而且大多预后差，易复发。传统医学无"狼疮"病名，根据其临床表现等可归于"痹证""阴阳毒""湿毒发斑""红蝴蝶斑""鬼脸疮"范畴。从发病机制上，历代医家常以卫、气、营、血辨证，故又有"温毒发斑""热毒发斑"之称。目前，众多医家认为其病因为伏邪及阴阳失衡，病机为本虚标实之。

陈扬荣根据多年临床经验及学术实验研究，发现系统性红斑狼疮在病因病机、临床表现、病程演变等方面均与"伏气温病"理论相似。通过系统总结，陈扬荣认为，系统性红斑狼疮的发病机制是由内外因综合而致，多由于素体虚弱，毒邪内蕴，一时感受外邪引而发病，或化热、化毒外发，而素体虚弱多表脾肾气阴两虚，正不胜邪，热毒乘虚而入，毒邪内蕴，同气相招，引而发病。毒邪内侵脏腑，外犯肌肤，燔灼营血，出现发斑。因此，在狼疮性肾炎活动期的病因病机多为本虚标实之证。其中本虚为肾阴亏虚，标实为邪热瘀毒炽盛。肾之阴虚为其病之本，元阴衰惫，五脏失和，五脏之伤，又穷必归肾，如此反复之恶性循环，使病至深矣。陈扬荣根据温病学理论立法，采用补肾清热、解毒化瘀之法，依此法组成补肾清热解毒方。陈扬荣将此方与常规治疗狼疮性肾炎的西药，如泼尼松、环磷酰胺等药联合应用，将 80 例联合用药组与 65 例单纯西药治疗组进行临床观察对比，发现联合用药治疗组在疗效上，免疫和自身免疫性检测指标、狼疮性肾炎的活动指标、24h 尿蛋白定量、肾功能检测指标等方面较单纯西药治疗组比较有显著性差异，而且联合用药组的临床治疗缓解率在 94% 以上，说明了补肾清热毒方在临床上治疗系统性红斑狼疮及狼疮性肾炎具有很好的疗效。

相关论文

狼疮病因——探讨伏气温病

（一）伏气温病源流

"伏气温病"源于《黄帝内经》，创于王叔和，至明、清形成较为完整的辨证理论体系。《素问·生气通天论》曰："冬伤于寒，春必温病。"《金匮真言论》曰："夫精者，身之本也。故藏于精者，春不病温。"这些条文已从温病的病因病机、邪伏部位、邪伏时间、内外因素、发病形式等对伏气温病的理论有所认识阐述，可归纳为：①冬感寒邪是温病的病因；②寒邪侵袭，郁于体内，蓄积日久，寒极生热是温病的病机；③从感邪到发病有一段"邪气留连"于体内的潜伏过程；④病邪在体内有一定的伏藏部位；⑤温病多在春、夏二季；⑥精，具有抵御外邪的功能。西晋王叔和提出"伏

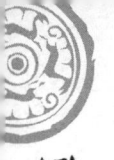

寒化温"论，其基本内容是即病者为伤寒，不即病，寒邪伏藏于肌肤，至春、夏季，扩大伏气温病的范围。

明代汪石山明确提出新感温病，从病因上把温病分为3型：①伏气温病；②新感引动伏气，而以伏气为主者；③新感温病。明代吴又可否定早期伏邪学说中局限最大的一部分，即温病病因之寒邪，并提出"邪伏膜原"的观点。清代王孟英提出伏气温病的传变规律为自里出表，先从血分，而后达于气分。

总之，伏气温病乃正虚、邪重、病位深、病程长的一类温病。时人指出：伏邪者，其人正气弱而邪深，其病重而深莫测，即使治之合法，亦如抽丝。

（二）伏气温病与系统性红斑狼疮病因病机相关

1. 系统性红斑狼疮的病因是伏气

（1）外感邪气

王叔和《伤寒论·伤寒例》曰："中而即病者，名曰伤寒；不即病者，寒毒藏于肌肤，至春变为温病，至夏变为暑病"，指出伏邪的病机为伏寒化温，其藏匿之处是肌肤。狼疮当属中医"阴阳毒"范畴，邪气外感后，伏邪留止于肌肤腠理之间，发病则表现为面部的红斑，且伴疼痛。正如《金匮要略》中所述"阳毒之为病，面赤斑斑如锦纹""阴毒之为病，面目青，身痛如被杖"。

（2）先天伏邪

伏邪中禀受于父母的称为先天伏邪。"男女交媾，精气凝结，毒亦附焉。"此毒就是先天之伏邪，附着于精，藏伏于肾。宋代钱乙《小儿药证直

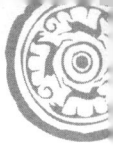

诀》曰："若时逢非时之令，正气与外界戾气相搏，此时胎毒亦随正气从肾脏而出，从少阴出三阳，两邪相合，正不胜邪，故发病"，明确指出先天伏邪传及子代，潜伏体内，遇有诱因则发病。

2. 系统性红斑狼疮的病机属本虚标实

系统性红斑狼疮多由于素体虚弱，毒邪内蕴，移时感受外邪引而发病。现代医学认为 SLE 的发病与免疫、传染、感染、激素分泌及生活环境有关。其中，与中医素体虚弱、毒邪内蕴相关的有：①SLE 与遗传因素密切相关，与先天有关，而肾精为先天之本；②本病好发于女性，而女性以阴为本；③本病有热毒为害，势必伤及阴精；④本病缠绵，常有长期低热、消瘦、舌质红或红绛等阴虚表现；⑤西药激素常用来治疗本病，中医认为激素温燥而性烈，易灼伤阴液；⑥患者免疫功能紊乱，抵抗力下降，易外感，并伴有少气、乏力等气虚表现；⑦患者可出现不思饮食、腹胀、腹泻等脾虚表现。与中医感受外邪而发病相关的有感染、日光照射、饮食不当、生活环境等。与中医病由内化热化毒外发相关的有病初起即有高热发斑等热毒内伏的临床表现。

3. 系统性红斑狼疮的临床表现

系统性红斑狼疮初起高热不退，无表证或表证短暂，里热炽盛，见烦躁、口渴、面赤，甚则谵语等热毒炽盛之症，面部或躯干四肢斑疹鲜红，或鼻衄、尿血等热毒深入营血、耗血动血之症。若湿热未化，则常见咳嗽、气促、少尿、水肿、肝风内动而见抽搐、精神异常、昏迷等，病情深重，变证极多。与伏气温病由里出表、变证险多的特点相一致。

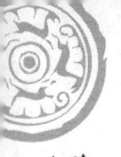
（三）温病理论指导系统性红斑狼疮的治疗

陈扬荣教授认为系统性红斑狼疮的治疗以补肾滋阴为前提。邪热瘀毒炽盛为标，所谓毒者，皆为外感之淫，内生五邪，痰饮、瘀血者所化，治宜清热解毒化瘀。陈扬荣教授根据温病学理论立法，采用补肾清热解毒化瘀法，并以此法组成补肾清热毒方，方药的组成为墨旱莲 15g、枸杞子 20g、金银花 15g、牡丹皮 6g、益母草 15g、生地黄 20g、熟地黄 20g、黄芪 15g、鱼腥草 15g、紫草 15g、白花蛇舌草 15g、半枝莲 10g。在方中墨旱莲滋补肾阴为君药，因"邪热不燥胃津必耗肾液"，故在邪盛或邪退正虚之时，皆以护阴为要。墨旱莲性寒，又善凉血止血，养阴补肾，治阴虚血热之多种出血证。熟地黄补血滋阴，益精填髓为臣药，君臣协调一致，益母草、牡丹皮、金银花、半枝莲、白花蛇舌草清热解毒，活血化瘀为佐药，在扶正的同时，亦重视祛邪，"祛邪即可扶正"，本病已入营血分，"入营犹可透热转气……入血就恐耗血动血，直须凉血散血"。因而在方中用金银花清热解毒，牡丹皮凉血活血、清除营热、凉散瘀血，使邪去正复。热入营血分，可致血络瘀阻，所以加用活血化瘀的益母草。

陈扬荣教授强调对于伏邪的治疗，在伏邪"隐匿期"及早进行干预至关重要，这也契合中医学"未病先防，既病防变"的"治未病"思想。针对狼疮患者，需加强宣教，在伏邪理论指导下运用中医"治未病"思想防治SLE。一方面需加强生活调摄，扶助自身正气，另一方面需避免诱导伏邪发作的因素，真正达到"治未病"的目的。

　　作者：陈扬荣、任文英　摘自《福建中医药》2002 年 3 期

补肾清热毒方联合西药治疗狼疮性肾炎的疗效观察

系统性红斑狼疮（SLE）几乎 100% 累及肾脏，称为狼疮性肾炎（lupus nephritis，LN）。肾脏损伤是 SLE 的主要死亡原因，其中 LN 的活动期是治疗的关键时期，在此期采用中西医结合治疗，可控制病情发展，延长患者生命。我们根据温病学理论立法组成补肾清热毒方，该方是福建省人民医院肾内科多年来治疗 LN 的经验方，1995 年 1 月至 2001 年 8 月，我们观察了 80 例 LN 住院患者，并与单纯西药治疗进行了对比观察，现将结果报告如下。

（一）资料与方法

1.SLE 诊断标准

参考 1982 年美国风湿病学会制定的标准。

活动期标准为：

（1）无其他原因的发热，38℃以上。

（2）关节持续痛或多发性关节炎。

（3）浆膜炎。

（4）新鲜的典型皮损和 / 或明显脱发。

（5）血管炎现象。

（6）血沉 > 60mm/h。

（7）血象：白细胞 $< 4 \times 10^9/L$，血小板 $< 100 \times 10^9/L$。

（8）抗双链 DNA 抗体（dsD–NA）阳性。

（9）活动性肾损害。

（10）50% 溶血试验（CH_{50}）$< 80kU/L$，补体 3（C_3）$< 0.7g/L$。

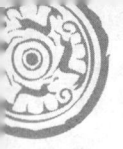

（11）中枢神经系统损害。

符合上述其中 4 项以上者定为 SLE 活动期。

2. 中医辨证

辨证为热毒炽盛证，症见壮热、面部蝶状红斑、关节肌肉酸痛、皮肤紫斑、烦躁口渴、神昏谵语、手足抽搐、大便秘结、小便短赤、舌质红绛、苔黄腻、脉洪数或弦数。

3. 排除标准

凡具有严重心、肝疾病及传染病患者，年龄＞70 岁或年龄＜18 岁者。

4. 一般资料

80 例患者均为福建省人民医院肾内科住院的 LN 活动期患者，其中男 9 例，女 71 例；年龄 20~59 岁，平均（35.22±12.25）岁；病程 15~95d，平均（43.95±18.56）天。另选 65 例单纯用西药治疗的 LN 活动期患者作对照，其中男 8 例，女 57 例；年龄 21~59 岁，平均（34.35±11.24）岁；病程 14~96d，平均（44.45±17.28）天。两组资料经统计学处理差异无显著性，具有可比性。

5. 治疗方法

（1）对照组

泼尼松 1mg/kg，每日 1 次，口服，连用 8 周后减量，每周减 5mg，减到 15mg/ 次，每日 1 次，维持 1 年。环磷酰胺 8~12mg/kg，连续静脉滴注冲击 2d，前 0.5 年每 2 周或每月冲击 1 次，后 0.5 年隔月冲击 1 次，累积一年的总量 ≤ 150mg/kg（本研究选用泼尼松和环磷酰胺按上述方法使用 3 个月的患者，观察治疗前后变化）。

（2）治疗组

在对照组西药常规治疗基础上加用中药：以补肾清热毒法组方，所选用的中药主要有生地黄 20g，黄芪 15g，枸杞子 15g，墨旱莲 15g，金银花 15g，鱼腥草 15g，紫草 15g，白花蛇舌草 15g，牡丹皮 6g 等。水煎服，每剂 400mL，真空包装，每日 1 次，3 个月为 1 个疗程，治疗 1 个疗程后进行疗效判定，并选取治疗组患者 44 例，观察其临床疗效与病理改变的关系。

6. 检测指标和方法

治疗前后免疫学指标［抗核抗体（ANA）、dsDNA、C_3、C_4］、血生化指标［胆固醇（TC）、甘油三酯（TG）、高密度脂蛋白胆固醇（HDL-C）、载脂蛋白（ApoA）］、24h 尿蛋白定量及肾脏病理。血标本取清晨空腹静脉血。血生化采用全自动血生化分析仪检测；免疫学指标检测用 ELISA 法；24h 尿蛋白定量用考马斯亮蓝法；肾活检时间为中西医结合治疗 3 个月后，肾组织标本进行光镜常规染色，系膜增殖按节段、局灶、弥漫，分轻（1+）、中（2+）、重（3+）；肾小管间质病变按病变程度，分轻（1+）、中（2+）、重（3+）。

7. 统计学处理

所有数据用 $\bar{x} \pm s$ 表示，采用 t 检验、χ^2 检验和秩和检验。

（二）结果

1. 疗效判定标准

（1）临床痊愈：治疗 3 个月内主症消失，兼症消失，检验指标［血肌酐（SCr）、尿素氮（BUN）、24h 尿蛋白定量］完全符合缓解条件，连续

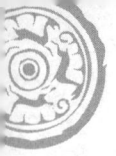

服药能保持缓解，检测指标趋于正常。

（2）显效：治疗 3 个月内主症好转，兼症大部分消失，检验指标基本符合缓解条件，连续服药病情稳定。

（3）有效：治疗 3 个月内主症、兼症有好转，检验指标有部分符合缓解条件。

（4）无效：治疗 3 个月以上主症、兼症无改善，并见活动指征者，甚至加重或死亡。

2. 疗效

对照组显效 12 例，有效 34 例，无效 19 例，总有效率 70.77%。治疗组显效 15 例，有效 58 例，无效 7 例，总有效率 91.25%，两组比较治疗组总有效率明显高于对照组（χ^2=10.962，$P < 0.05$）。

3. 两组治疗前后免疫指标测定结果比较

治疗后治疗组血 ANA 比值、dsDNA 滴度明显下降，C_3、C_4 明显升高（$P < 0.05$ 或 $P < 0.01$）；对照组 C_4 无明显改善（$P > 0.05$），但 ANA、dsDNA、C_3 有显著改变（$P < 0.05$ 或 $P < 0.01$）。两组比较差异亦有显著性（$P < 0.05$）。见表 1-4-1。

表 1-4-1　两组治疗前后免疫指标测定结果比较（$\bar{x} \pm s$）

组别	ANA（比值）	dsDNA（IU/mL）	C_3（g/L）	C_4（g/L）
对照	治前 3.25 ± 1.82	121.60 ± 93.21	0.55 ± 0.31	0.24 ± 0.11
（65）	治后 1.14+0.25**	3.05 ± 1.40**	0.79 ± 0.24*	0.29 ± 0.46
治疗	治前 3.24+1.83	121.22 ± 92.80	0.51 ± 0.08	0.22 ± 0.17
（80）	治后 1.00+0.01**△	1.88 ± 0.99**△	0.82 ± 0.06*△	0.36 ± 0.14*

注：与本组治前比较，*$P < 0.05$，**$P < 0.01$；与对照组治后比较，△$P < 0.05$；（　）内为例数。

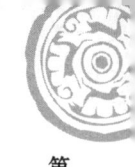

4. 两组治疗前后血生化指标测定结果比较

治疗后治疗组血 TC、TG 明显下降，ApoA、HDL-C 明显升高（$P < 0.05$ 或 $P < 0.01$）；对照组 TC、TG 明显下降（$P < 0.05$ 或 $P < 0.01$），ApoA、HDL-C 无明显改变（$P > 0.05$）。两组比较，TC、HDL-C 差异有显著性（$P < 0.05$）。见表 1-4-2。

表 1-4-2　两组治疗前后血生化指标测定结果比较（$\bar{x} \pm s$）

组别		TC/mmol·L^{-1}	TG/mmol·L^{-1}	HDL-C/mmol·L^{-1}	ApoA/mmol·L^{-1}
对照	治前	6.64±0.43	2.47±0.31	1.16±0.14	1.11±0.04
（65）	治后	4.19+0.44**	1.29±0.14*	2.19±0.31	1.22±0.44
治疗	治前	6.57+0.35	2.62±0.90	1.18±0.12	1.21±0.24
（80）	治后	4.03+0.98**Δ	1.15±0.43**	3.12±0.90**	1.46±0.12*

注：与本组治前比较，*$P < 0.05$，**$P < 0.01$；与对照组治后比较，Δ$P < 0.05$；（　）内为例数。

5. 两组治疗前后 24h 尿蛋白及肾功能指标测定结果

治疗组 24h 尿蛋白、BUN、SCr、血尿酸（BUA）明显下降（$P < 0.05$）；对照组仅有 SCr、BUA 下降（$P < 0.05$），24h 尿蛋白、BUN 无明显改变（$P < 0.05$）。两组患者治疗后 24h 尿蛋白差异有显著性（$P < 0.05$）。见表 1-4-3。

表 1-4-3　两组 24h 尿蛋白及肾功能指标测定结果比较（$\bar{x} \pm s$）

组别		24h 尿蛋白/g·（24h）$^{-1}$	BUN/mmol·L^{-1}	SCr/pmol·L^{-1}	BUA/pmol·L^{-1}
对照	治前	4.29±1.56	10.32±5.71	217.51±43.56	456.38±51.84
（65）	治后	4.06±1.34	7.19±3.69	105.22+25.68*	290.64±35.01*
治疗	治前	4.31±1.55	10.53±1.73	220.29±55.11	457.74±52.23
（80）	治后	1.98±0.39*Δ	6.39±0.86*	102.33±88.96*	289.81±34.96*

注：与本组治前比较，*$P < 0.05$；与对照组治后比较，Δ$P < 0.05$；（　）内为例数。

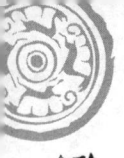

6.治疗组44例患者疗效与病理关系结果

44例患者治疗3个月后，系膜增殖改变较肾小管间质病变改善明显（$P < 0.05$），系膜增殖以轻、中度效果明显（100.0%、96.9%），肾小管病变以中、重度疗效较差（66.7%、50.0%）。见表1-4-4。

表1-4-4　治疗组44例患者疗效与病理关系结果比较

	n	完全缓解	基本缓解	好转	无效	有效
系膜增殖改变	44	6	23	13	2	42（95.5%）
轻	8	2	2	4	0	8（100.0%）
中	32	4	20	7	1	31（96.9%）
重	4	0	1	2	1	3（75.0%）
肾小管间质病变	44	11	14	11	8	36（81.8%）
轻	32	8	11	10	3	29（90.6%）
中	6	3	1	0	2	5（66.7%）
重	6	0	2	1	3	3（50.0%）

（三）讨论

狼疮性肾炎可归于中医温病学的"伏气温病"范畴。患者素体虚弱，毒邪内蕴，移时感受外邪引而发病。素体虚弱多表现为脾肾气阴两虚，正不胜邪，热毒乘虚而入；或毒邪内蕴，同气相求，引而发病。内侵脏腑，而致瘀血内阻；阻于肌肤，燔灼营血，出现发斑。因此，笔者认为LN活动期的病因病机是本虚标实，本虚为肾阴亏虚，标实为邪热瘀毒炽盛。现代医学认为LN的发病与免疫、遗传、感染、激素分泌及生活环境有关，其中免疫、遗传、激素分泌属于机体内部功能失常，与中医学理论素体虚弱、毒邪内蕴类似，感染及生活环境是诱因，类似于移时感受外邪引而发病。

治疗本病，根据温病学理论，立法为补肾清热解毒化瘀法，以此法组

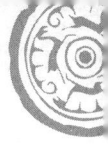

方，称为补肾清热毒方。方中枸杞子、墨旱莲滋补肾阴为君药。黄芪健脾益气为臣药，补益后天之本，使生化有源，正气得充。金银花、鱼腥草、紫草、白花蛇舌草清热解毒；生地黄、牡丹皮等凉血活血，清除营热，凉散瘀血，使邪去正复。现代药理研究表明，枸杞子、墨旱莲、黄芪均有促进免疫功能、增强抗病能力的作用；金银花、鱼腥草、紫草、白花蛇舌草具有抗炎、抗菌、促进白细胞吞噬功能；生地黄、牡丹皮、墨旱莲、紫草有抗炎、抗凝、促纤溶功能。此外，枸杞子、黄芪、牡丹皮有降低尿蛋白的作用；生地黄、牡丹皮、紫草、黄芪有降压作用，金银花可降低血中胆固醇含量，黄芪可延缓尿蛋白与高胆固醇血症的发生。

本方主要用于热毒炽盛期，此期多为 SLE 活动期，主要表现为自身抗体水平增高，补体 C_3、C_4 水平下降，自身免疫反应活跃，用此方药配合激素治疗后，较单纯用激素治疗组效果显著（$P < 0.05$），表明该药有抑制自身免疫反应的作用。服用本方药后，血肌酐、尿素氮，血脂水平均下降，尿蛋白减少，表明该药有改善肾功能，降低血脂的功效。肾脏病理结果显示该方药对肾小球系膜增殖病变较肾小管间质病变效果明显，表明其具有抗肾小球系膜增殖作用，考虑为活血化瘀、清热解毒药物的祛邪功效，其取得疗效的机制将在以后的工作中进一步探讨。

作者：任文英、陈扬荣、阮诗玮、王智
摘自《中国中西医结合杂志》2002 年 12 期

补肾清热毒方治疗狼疮性肾炎的临床疗效与动物实验研究

SLE 是多系统损害的自身免疫性疾病，可归于中医的"阴阳毒""温毒

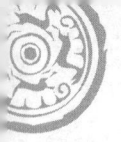

发斑""痹证"等范畴。LN可归于中医温病学的"伏气温病"范畴。患者素体虚弱，毒邪内蕴，移时感受外邪引而发病。素体虚弱多表现为脾肾气阴两虚，正不胜邪，热毒乘虚而入；或毒邪内蕴，同气相求，引而发病。内侵脏腑，而致瘀血内阻；阻于肌肤，燔灼营血，出现发斑。因此，我们认为LN活动期的病因病机是本虚标实，本虚为肾阴亏虚，标实为邪热瘀毒炽盛。肾之阴虚为其病本，元阴衰惫，五脏失和，五脏之伤，又穷必归肾，如此反复恶性循环，使患者至深矣，故补肾滋阴为治疗前提。邪热瘀毒炽盛为标，所谓毒者，皆外感六淫、内生五邪、痰饮、瘀血者所化，治宜清热解毒补肾活血，标本兼治。

现代医学认为LN的发病与免疫、遗传、感染、激素分泌及生活环境有关，其中免疫、遗传、激素分泌是机体内部功能失常，与中医学理论素体虚弱、毒邪内蕴类似，感染及生活环境是诱因，类似于移时感受外邪引而发病。LN的产生与免疫失调和肾细胞凋亡有密切的联系。现代药理研究发现补肾药具有影响凋亡调控基因和诱导细胞凋亡的作用，如淫羊藿、地黄、墨旱莲的有效成分均有诱导细胞凋亡的功效。还有研究发现阴虚是一种体质遗传因素，化热是免疫系统与自身成分反应的过程，与淋巴细胞凋亡等改变有关，而清热解毒、凉血活血中药牡丹皮、丹参、牛膝、白芍、莪术、雷公藤、大黄等均可诱导细胞凋亡。因此对于LN的治疗要注重补肾活血、清热解毒。

（一）补肾清热毒方的创制

肾脏损伤是SLE的主要死亡原因，其中LN的活动期是治疗的关键时期，在此期采用中西医结合治疗，可控制病情发展，延长患者生命。我们根据温病学理论立法为补肾活血、清热解毒法，以此法组方，称为补肾清热毒

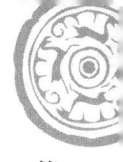

方（以下简称"补清方"，具体药物组成见上一篇）。该方是我们多年来治疗 LN 的经验方。

（二）补清方的临床疗效

通过临床观察，我们发现本方主要用于热毒炽盛期，此期多为 SLE 活动期，主要表现为自身抗体水平增高，补体 C_3、C_4 水平下降，自身免疫反应活跃，用此方药配合激素治疗后，总有效率达 91.25%，较单纯用激素治疗组效果显著（$P < 0.05$），表明该药有抑制自身免疫反应的作用，同时该方能改善肾功能，降低血脂水平，抗肾小球系膜增殖。为了进一步探讨补清方治疗 LN 的机制，我们进行了系列动物实验研究，初步了解本方治疗 LN 的机制。

（三）补清方的实验研究

在系列实验研究中，我们使用慢性移植物抗宿主病（chronic graft versus host disease，cGVHD）狼疮样小鼠模型为研究对象，发现补肾清热毒方不仅可以改善 cGVHD 狼疮样小鼠的肾功能，减轻肾组织的损害；而且可能通过上调 Fas、FasL，促进肾细胞凋亡，保护肾组织的结构和功能；还能通过调节 Th1/Th2 细胞因子平衡，抑制炎症反应。

1. 补清方可改善肾功能，减轻肾损害

通过实验，我们发现用补清方或泼尼松治疗后，小鼠血清肌酐、尿素氮和自身抗体明显降低，尿蛋白浓度减少，与模型对照组比较有显著性差异（$P < 0.05$ 或 $P < 0.01$）。肾脏病理观察结果，两药对轻度系膜增殖及炎细胞浸润均有改善作用（$P < 0.05$）。补清方还有降低胆固醇功效，提示补清方通过补肾扶正、驱毒祛邪，可保护肾功能，阻止或延缓疾病发展。

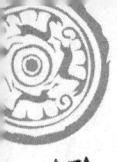
2. 补清方可促进肾组织细胞凋亡

Fas 属肿瘤坏死因子（tumor necrosis factor，TNF）和神经生长因子（nerve growth factor，NGF）受体家族，FasL 属 TNF 家族成员，在激活的 T 细胞表面 FasL 表达明显增多。FasL 与靶细胞的 Fas 结合，能启动靶细胞凋亡的信号转导，使之进入凋亡过程。LN 的发生与 Fas、FasL 及细胞凋亡密切相关，Fas 或 FasL 缺陷导致 T 淋巴细胞激活，促进 B 淋巴细胞过度增生，产生大量自身抗体，出现 SLE 的表现。高浓度的 FasL（100ng/mL）诱导凋亡，正常肾小管表达的 FasL 浓度低，故不能诱导细胞凋亡。

在实验中，我们采用原位末端标记法（TUNEL）染色观察肾组织细胞凋亡；免疫组化、蛋白印记（western blot）和逆转录聚合酶链反应（RT-PCR）技术检测 Fas、FasL 基因转录及蛋白表达情况。发现补清方与泼尼松作用相似，均可通过上调 Fas、FasL 的表达，使 Fas 和 FasL 结合，从而促进表达部位凋亡不足的细胞凋亡，对肾组织的结构和功能具有保护作用，这可能是其取得疗效的分子机制之一。

3. 补清方可调节 Th1/Th2 细胞平衡

辅助性 T 细胞（helper T cell，Thcell）对机体的特异性免疫和非特异性免疫，以及对细胞免疫和体液免疫均有重要的调节作用。Thcell 被激活后，能够分化为 Thl 和 Th2 效应细胞。Th1 细胞分泌白细胞介素 –2（interleukin–2，IL-2）、γ – 干扰素（interferon–γ，INF–γ）和 α – 肿瘤坏死因子（TNF–α）等 Thl 型细胞因子；Th2 细胞分泌 IL-4、IL-6 等 Th2 型细胞因子。Thl 型细胞因子是促进炎症反应的主要细胞因子，而 Th2 型细胞因子能激发 B 细胞增生、抗体生成和类别转化，减轻炎症反应。这两型细胞因子不仅会相互抑制，还会阻止 Th 细胞向另一方分化。Th1/Th2 细胞

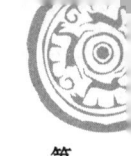

的平衡对整个免疫系统的调节起着关键性的作用，其失衡可导致某些疾病的发生或加重。

我们使用放射免疫法检测小鼠外周血 IL-2、TNF-α、IL-6 水平，免疫组化和 RT-PCR 方法检测肾组织 IL-4、INF-γ 蛋白及 mRNA 的表达。发现补清方能降低 IL-2、IL-4、IL-6 及 TNF-α 的水平，减轻炎症反应，且 INF-γ/IL-4 比值与正常对照组比值相近，提示 Th1/Th2 恢复平衡状态，这可能是本方取得疗效的又一分子机制。

（四）小结

通过临床疗效和动物实验研究，我们证实了补肾清热毒方的有效性，充分说明了补肾活血法在治疗难治性肾脏疾病中的重要作用和地位。同时为本方的临床应用提供了客观依据，并为扩大本方的使用范围奠定了基础。

作者：朱为坤、陈扬荣　摘自《第十二届中国科协会年会论文集》

二、系统性红斑狼疮与狼疮性肾炎的实验研究

补肾清热毒方（以下简称"补清方"）有确切的临床疗效，通过系列动物实验，陈扬荣发现其能抑制自身免疫反应，改善肾功能，减轻肾组织的损害。

通过实验，陈扬荣发现用补清方或泼尼松治疗后，小鼠血清肌酐、尿素氮和自身抗体明显降低，尿蛋白浓度减少，与模型对照组比较有显著性差异（$P < 0.05$ 或 $P < 0.01$）；肾脏病理观察结果，两药对轻度系膜增殖及炎细胞浸润均有改善作用（$P < 0.05$）；补清方还有降低胆固醇功效。以上均提示补清方通过补肾扶正、驱毒祛邪可保护肾功能，阻止或延缓疾病发展。

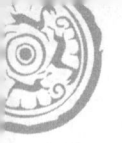

补清方对促进 Th1 细胞分化，从而加重免疫反应的 IL-2，以及前炎症因子 IL-6、TNF-α 均有抑制作用。可下调肾组织 IL-4 水平，且 INF-γ/IL-4 比值与正常对照组比值相近，提示补清方对细胞因子引起的炎症反应有抑制作用，并具有调节 Th1/Th2 细胞因子平衡的作用。

研究发现补清方可增加肾组织 TUNEL 阳性积分，上调 Fas、FasLmRNA 和蛋白水平，提示补清方治疗狼疮性肾炎的作用可能是通过上调 Fas、FasL，促进细胞凋亡实现的。

通过系列的动物实验研究，陈扬荣验证了补清方的有效性，阐述了其治疗系统性红斑狼疮及狼疮性肾炎的可能机制，为本方的临床应用提供了客观依据。

相关论文

系统性红斑狼疮小鼠模型的研究近况

SLE 小鼠模型的研究对揭示 SLE 发病原因、发病机制及探索治疗方法具有重要价值。本文以 BXSB 小鼠及 cGVHD 小鼠为重点，就目前国内外常用的几种 SLE 小鼠模型逐一介绍如下。

（一）BXSB 小鼠模型

BXSB（H-2^b）小鼠是 SLE 小鼠模型之一。我国的 BXSB 小鼠是从美国 Jackson 实验室引进的。该鼠由雌性 C57BL/6 和雄性 SB/Le 杂交而来，二者具有相同的组织配型，属重组近交系小鼠，能自发地出现 SLE 样的自身免疫综合征。具有骨髓干细胞缺陷，单核细胞明显增加，B 细胞过度活化产生大量多种自身抗体和 T 细胞功能异常等特点。其雄鼠 SLE 发病（2 月龄）

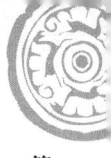

较雌鼠（5月龄）早且严重，这与其Y染色体连锁的自身免疫增强基因（Y chromosome-linked autoimmune accelerator，Yaa）有关。通过对BXSB小鼠模型的研究可能揭示SLE的病因和发病机制。

1. 免疫病理学特征

（1）B淋巴细胞异常

BXSB小鼠和其他SLE小鼠（包括人SLE）的最显著的免疫学异常是B细胞的高活性，其特点是自发的多克隆抗体产生和各种自身抗体的分泌；Ig含有细胞和IgG分泌细胞（Igsc）明显增加；自发的或LPS（脂多糖）诱导的克隆性B细胞增殖，数量增多。在高月龄BXSB雄性小鼠胸腺内含有较多的B细胞，BXSB雄性小鼠脾和淋巴结内的B细胞数量较雌性高3倍以上。研究发现B细胞异常增生的机制有：①发病的BXSB小鼠胸腺B细胞具有自发增殖能力，并与其脾B细胞相似，而胸腺基质细胞对其B细胞的增殖无任何影响；②B细胞异常增生还与B细胞更新加速有关，B细胞更新加速使B细胞生成速度大于消亡速度，导致外周B细胞总数增加；③B细胞异常增生也与细胞凋亡的异常有关；④与骨髓中的自身反应性B细胞未被清除有关。⑤B细胞的负反馈抑制机能异常也可导致其增生。研究表明，IgGFe端受体（FerR）负反馈抑制作用缺失，可能是B细胞异常增生与高水平的血清$IgGl\alpha$、IgG_3及相应IgG亚类自身抗体并存的原因之一。由于雌、雄BXSB小鼠均显示FerR功能的缺陷，表明它与Y染色体上Yaa基因无关。

（2）T细胞的作用

在BXSB小鼠，由于B细胞自身耐受缺陷导致对非特异性刺激物的反应性增强，因而在发病初期表现为多克隆B细胞活化和B细胞的自身免疫

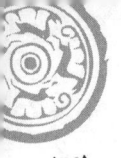

反应。然后，随着疾病的发展，多克隆抗体应答逐渐被抗原驱动的 B 细胞特异性应答所替代，表现为特定的 Ig 基因家族选择性地扩增及血清 Ig 和自身抗体由 IgM 类型转换，标志着自身抗原诱导的特异性免疫应答的出现。在此过程中，T 细胞的辅助功能是自身抗原特异性 B 细胞活化和分化所必需的，而且随着 BXSB 小鼠狼疮病变的逐渐发展，$CD4^+$ T 细胞逐渐转变为活化状态，Th1 细胞功能上调导致 $IgG_2\alpha$ 和 IgG_3 性亚类自身抗体增加，而 Th2 细胞功能下调导致的 IgGl 亚类抗体减少与小鼠 SLE 的发病密切相关。

（3）自身抗体和免疫复合物性病理损伤

①抗核抗体（ANA）：自 1 月龄起，雄鼠血清 ANA 较同龄雌鼠水平升高，有显著性差异，并随月龄增加而增加。ANA 升高与肾小球中 Ig 沉着不一定是因果关系。ANA 升高阳性率多低于 IG 沉着。②抗 DNA 抗体：有研究表明，1~2 月龄 BXSB 雄性小鼠血中可能没有抗 DNA 抗体或含量很低，自 3 月龄起，血中抗 DNA 抗体水平升高，4 月龄上升至高峰，5 月龄仍维持较高水平，提示 BXSB 雄性小鼠可能从 3 月龄开始表现 SLE，4 月龄前病情达到最严重程度，如果不经治疗，其平均生存期为 5.5 个月。另有研究表明，1~6 个月 BXSB 雄性小鼠 IgG 类型的抗 dsDNA、抗 ssDNA 水平高于雌性小鼠，但并没有随鼠龄增加而增加，其抗 DNA 抗体动态变化无规律，与 BXSB 小鼠疾病的严重程度不平行，提示在诊断 SLE 或判断其严重程度时应测定多项实验指标为宜。③肾脏病理：雄鼠 6 周龄时即可见到微量免疫复合物在肾小球沉积，1 月龄雄鼠 50% 表现肾小球有 Ig 沉着现象，同龄雌鼠无此现象。5 月龄时雄鼠 100% 出现肾小球沉着现象，雌鼠出现不同程度的肾小球 Ig 沉着。④尿蛋白：3 月龄雄鼠尿蛋白浓度开始增加，并且鼠龄越长，尿蛋白浓度愈升高，而 1~6 月龄的雌鼠尿蛋白浓度处于正常范围。

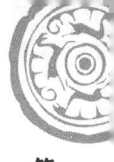

⑤血清尿素氮（BUN）：从 5 月龄开始，BXSB 雄性小鼠血清 BUN 浓度显著升高，而 1~5 月龄 BXSB 雄性小鼠与 1~6 月龄雌性小鼠血清 BUN 浓度无明显差异。⑥血清免疫球蛋白（Ig）：4~6 月龄 BXSB 雄性鼠血清中 γ 球蛋白（Ig），均高于同月龄雌鼠的含量，其差别有显著性。⑦脾和骨髓中可分泌细胞（Igsc）：3~6 月龄雄鼠脾中 Igsc 各月龄的含量均高于同月龄雌鼠，但同月龄雌、雄鼠骨髓中的 Igsc 数量无显著差别。⑧脾细胞自发增殖：4~6 月龄雄鼠脾细胞自发增殖水平较同月龄的雌鼠增高，有显著性。相反，各月龄雄鼠脾细胞对 ConA（刀豆蛋白 A）和 LPS 的反应均较同龄雌鼠的反应低，亦有显著性。这说明，患 SLE 的 BXSB 小鼠，一方面具有 B 细胞高活性的表现，如抗核抗体，血清 Ig 水平及脾 Igsc 增加等；另一方面，也存在 T 细胞和 B 细胞反应功能降低的表现。

综上所述，BXSB 雄性小鼠于 1 月龄出现 ANA 增高，Ig 沉积的肾脏病理改变；于 3 月龄出现 SLE 样表现及明显的肾脏病理改变；于 5~6 月龄，雄鼠出现较严重的 LN，雌鼠出现较轻的 LN。故平均发病年龄雄鼠约在 2 月龄，雌鼠约在 5 月龄。

2. 与细胞凋亡的关系

B 细胞异常增生与小鼠脾脏 B 细胞凋亡发生率明显增高有关。凋亡细胞阳性率可因凋亡细胞绝对数增加或清除降低引起，目前尚无进一步证明。有人用凋亡胸腺细胞经腹腔注射给同基因性别的正常 C57 小鼠和处于发病之前的狼疮性遗传倾向的 BXSB 雄鼠，人为地增加体内凋亡细胞的数量，探讨凋亡细胞与自身抗体产生和肾炎病变的关系。结果，用胸腺细胞免疫后，诱导 BXSB 雌性小鼠产生更高水平的 IgG 类型抗 dsDNA 抗体和抗 ssDNA 抗体；并使 BXSB 雄性小鼠蛋白尿增加，提示，凋亡具有免疫原性，它可能

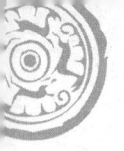
是狼疮性 BXSB 小鼠体内自身抗原的主要来源，BXSB 雄性小鼠 LN 的病变程度较 C57 小鼠、BXSB 雌性小鼠明显加重，表明狼疮遗传因素和 Yaa 基因能强化凋亡细胞的免疫原性和增强凋亡细胞的致肾炎作用。国外报道狼疮性 BXSB 小鼠的胸腺细胞对 LPS 诱导的凋亡敏感性较正常小鼠对照组明显降低，提示不正常的胸腺微环境在狼疮鼠的发病中起重要作用。

3. 相关基因

（1）Yaa 基因

在 BXSB 小鼠的 Yaa 染色体上存在着加速自身免疫反应的基因，称为 Yaa 基因。Yaa 基因使雄鼠发病早且严重。Yaa 的特性是选择性地促进自身免疫反应。首先，Yaa 基因只对有自身免疫倾向遗传背景的小鼠可诱导或加速 SLE 进展，对无自身免疫倾向遗传背景小鼠无反应。其次，Yaa 在产生低水平自身抗体并具有自身免疫倾向的小鼠的遗传背景下明显促进自身抗体的产生，但在产生高水平自身抗体的狼疮小鼠，Yaa 基因作用不明显。

Yaa 基因仅功能性地表达于 B 细胞，而不是 T 细胞，lpr 小鼠的 Fas 受体既表达于 T 细胞又表达于 B 细胞，gld 小鼠的 FasL 功能性地表达于 T 细胞，反映了 SLE 小鼠发病机制不同。

Yaa 基因对 BXSB 小鼠骨髓中 B 细胞系细胞的分化发育无影响，提示 Yaa 基因仅在外周免疫器官的成熟 B 细胞中表达活性，通过改变 B 细胞表型和功能而促进 SLE 的发生和发展。Yaa 缺陷可能降低抗原受体依赖的阈值，导致对自身反应性 T 和 B 细胞的激惹和过分刺激。Yaa 染色体通过一些间接机制可能影响下一代雌性的发病。

（2）C_3 基因

3~4 月龄 BXSB 雄性小鼠肝、肾、脾各脏器 C_3mRNA 表达量较正常对照鼠显著增加。C_3 基因的过度表达可能参与 BXSB 小鼠 SLE 多脏器非感染性炎症的发生，同时提示该鼠存在巨噬细胞系统的大量增殖及活化。

（3）原癌基因

某些原癌基因参与淋巴细胞的异常活化与增殖，在 SLE 免疫病理中起一定作用。C-myc mRNA 在 SLE 发病较重的 4~6 月龄 BXSB 小鼠脾脏和肾脏均表达，SLE 发病较轻的 4~6 周龄 BXSB 仅发现脾脏表达。提示 C-myc 基因可能会与 BXSB 淋巴细胞异常活化和狼疮性肾炎的发生有关。原癌基因 bas 和 abl 在 BXSB 鼠脾脏中表达升高与自身免疫性 B 细胞活化有关。xid 基因通过控制 B 细胞分化成熟而抑制了其在 BXSB 小鼠的表达。

（4）细胞因子

①转化生长因子（TGF-β）是一种重要的生长调节因子，由肾小球系膜细胞胶原、纤维连接蛋白和蛋白多糖的合成。实验证明，TGF-β 的抗血清能降低大鼠增殖性肾小球肾炎模型中，肾小球细胞外基质的产生。周平等发现 6 月龄 BXSB 雄性小鼠肾脏表达 TGF-β 的 mRNA 的量显著增加（$P < 0.01$），提示 TGF-β 可能在狼疮性肾炎肾小球细胞外基质的病理性积聚和肾小球硬化的形成过程中起重要作用。②胰岛素样生长因子（insulin-like growth factor，IGF）-1、IL-1 和 TNF-α mRNA 在 6 月龄雄鼠肾脏表达的量显著增加（$P < 0.05$）。IGF 是成纤维细胞强有力的生长因子，能刺激系膜细胞增殖，IGF-1 基因表达与组织修复和纤维化的形成有关。IL-1 和 TNF-α，均是多功能细胞因子，具有广泛的免疫和炎症效应。三者在肾脏局部表达量增加可能会引起肾脏功能和结构多方面的改变，在从狼疮性肾炎向肾小球硬化的过程中起一定作用。③IL-1、IL-10、IL-6 在 BXSB 小鼠淋巴组织均有表达，提示细胞因子在狼疮发病过程中起一定作

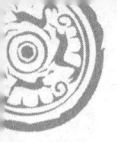

用。④通过分析 IL-4 基因缺陷的 BXSB 小鼠，IgGl 明显降低，但 SLE 症状无改变，表明 Th2 细胞分泌的 IL-4 未参与该品种小鼠的诱导和产生。⑤被凋亡细胞激惹的细胞因子所表达的缺陷具有广泛的潜能去扰乱耐受和免疫之间的平衡。⑥人趋化因子样因子 -1（hCKLF-1）在短时间内显著地促进 BXSB 雄性小鼠尿蛋白浓度异常升高，加重其肾脏炎症，hCKLF-1 可能是参与狼疮性肾炎的介质之一，其效应细胞可能是单核巨噬细胞。

（5）MHC-Ⅱ

在 BXSB 小鼠骨髓细胞中，TCR、MHC-Ⅱ类分子及逆转录病毒基因产物均高表达，表明其与 SLE 发病有关。其中 MHC-Ⅱ类分子是通过影响 T 细胞阳性选择，影响 T 细胞分化，使 T 细胞表型及功能异常，产生有害的自身反应性 T 细胞库，而最终导致疾病发生。

（6）逆转录病毒基因

BXSB 小鼠骨髓中，逆转录病毒化壳蛋白、内源性逆转录酶等是高表达的，逆转录病毒致病机制可能在于逆转录病毒基因表达产物与自身细胞成分有相同的抗原决定簇，或者充当超抗原，引起自身免疫应答，导致自身免疫病的发生；逆转录病毒具有转座子活性，可引起插入突变，导致重要基因功能丧失或激活其他基因，引起疾病。

（7）易感基因

在 BXSB 小鼠第 1 号染色体上发现了多个狼疮易感基因位点，如位于 32.8cM（厘摩）处的 D1Mit5 与肾炎相连锁，位于 63.1cM 处的 D1Mitl2 及位于 100cM 处的 DlMit403 与抗 dsDNA 抗体产生相连锁。抗核抗体和肾炎由染色体 3 确定，脾肿大由染色体 4 确定，抗 ssDNA 抗体产生在染色体 10。染色体 4 和染色体 1 的端粒部分与其他鼠模型是连锁的，但染色体 1 的着丝点

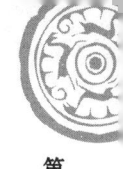

及染色体 3 和 10 是 BXSB 小鼠独特的，这表明，尽管这些位点是狼疮鼠模型共有的，但在不同的鼠有不同的疾病易感基因。

（8）Ⅰ、Ⅲ型前胶原基因

狼疮性肾炎发病较重的 6 月龄 BXSB 雄性小鼠肾脏组织表达Ⅰ、Ⅲ型前胶原 mRNA 的量显著增加，分别为 3 月龄雄鼠肾脏表达量的 3.2 倍和 1.5 倍，肾内Ⅰ、Ⅲ型胶原沉积较对照鼠显著增多，表明Ⅰ、Ⅲ型前胶原 mRNA 的异位大量表达及Ⅰ、Ⅲ型胶原在肾脏沉积增加，是狼疮肾炎肾小球细胞外基质病理性积聚的重要原因，可能会引起肾小球结构和功能等多方面的改变，在狼疮肾炎的进展和肾小球硬化的形成过程中起重要作用。

4. BXSB 小鼠治疗的研究

（1）西药

①白介素 –1 受体拮抗剂（IL-lra）：注射后小鼠蛋白水平、ANA 滴度增加幅度减少，肾脏 IgG1、C_3 沉积减轻，血清 IL-6 活性和肾脏 IL-6 蛋白表达减弱，提示 IL-1 在 BXSB 发病中的病理作用及 IL-Ira 对该鼠的可能治疗作用，也提示降低高水平 IL-1 可减弱 B 细胞增殖活化和抗体产生的刺激，减弱 B 细胞、单核细胞等细胞释放 IL-6。②新抗凝治疗：BXSB 小鼠发病后纤溶功能低下，血中 t-PA（组织型纤溶酶原激活物）明显低于正常。治疗后 t-PA 活性恢复正常，提示该药通过恢复和提高病鼠的纤溶功能而使沉积于肾小球毛细血管的纤维蛋白和免疫复合物得以降解和消除，从而有利于病损的修复。③ Lepharanhin 对（NZWxBXSB）F1 小鼠的自发性血小板减少性紫癜有治疗作用，不仅作用于血小板的破坏过程，而且也作用于血小板减少症的血小板生成过程。④通过移植排除 T 细胞的骨髓和纯化的红细胞而生成的干细胞可预防 BXSB 小鼠的冠心病。

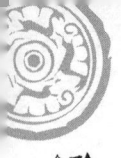

（2）中药

用大黄、黄芪治疗 BXSB 雄性 2 月龄鼠，至 5 月龄处死，观察尿蛋白含量，血清 ANA、BUN、Scr 及肾脏免疫病理，结果提示中药大黄、黄芪在一定条件下，可改善 SLE 模型 BXSBS 小鼠的实验指标。

（二）MRL/1pr 小鼠模型

MRL/MPJ-1pr/1pr 小鼠品系源自 MRL/MPJ 鼠，由 Murphy 等人于 1979 年建立，该鼠由于带有淋巴增殖基因 1pr，故其特征是发生淋巴结病和脾肿大。这些突变鼠在大于 4 个月后，同时发生进行性的肾脏、系统性血管炎关节、唾液腺、肺和皮肤的炎症。这些鼠与自身免疫特征相联系，包括高 γ 球蛋白血症，自身免疫特异性的自身抗体升高，如抗 dsDNA、抗 Sm 和抗髓过氧化物抗体及类风湿因子，循环免疫复合物升高。细胞因子异常包括 IL-1、IL-6 和 M-CSF 上升。因此，1pr 基因被认为是系统性自身免疫病的责任基因。

MRL/lpr 小鼠系统性自身免疫病的病理特征表现为各种形式的胶原疾病，包括肾小球肾炎、系统性血管炎、多发性关节炎和涎腺炎、类似于系统性红斑狼疮的狼疮性肾炎、多发性关节结节、类风湿性关节炎和系统性硬化症。

1.肾小球肾炎的病理特征

主要表现是 80% 以上的 MRL/1pr 鼠发展为肾小球肾炎，显示狼疮性肾炎样规则的组织病理改变，主要由毛细血管增生病变组成；次要表现包括伴严重炎细胞浸润的肉芽肿或新月体病变，节段性白金耳样病变和玻璃样变，免疫荧光可见 IgG、IgM 和 C_3 在系膜、内皮下和／或上皮上沉积，显示系膜

和 / 或膜性病变。

2. 基因

1992 年，Nagata 和他的同事发现 lpr 基因实际上是 Fas 基因突变缺失。Fas 基因位于 19 号染色体并编码诱导细胞凋亡的 I 型膜蛋白。特征是诱导免疫细胞，激活 T 细胞和巨噬细胞。在 Fas 基因的第二个内含子处插入一个逆转录基因，引起 Fas 转录不成熟而终止，最终导致 Fas 介导的凋亡产生缺陷。因此，小鼠 1pr 基因的同源基因产生大量逃避正常凋亡的 T 和 B 细胞及激活的巨噬细胞，引起持续的自身免疫反应。

进一步研究 MRL/lpr 鼠的胶原疾病是由多基因引起的，依赖于不同背景的基因而不仅是 Fas 突变基因。IgG3 自身抗体在 MRL 鼠与肾小球肾炎的基因背景密切相关。染色体 4 和 2 与血管炎相关，染色体 6 与肾小球肾炎相关，染色体 2、7、15 与关节炎相关。涎腺炎与第 1、4、10、18 染色体相关。

（三）NZB×NZW（F1）小鼠模型

NZB 鼠是 1959 年由新西兰 Marianne Bielschowsky 发展而来的，NZB 鼠是 5 种新西兰鼠之一，5 种鼠按颜色分 NZB（黑色）、NZC（巧克力色）、NZO（野鼠色）、NZY（黄色）、NZW（白色）。NZB 鼠自发地发展为自身免疫性溶血性贫血、抗红细胞抗体、网状红细胞增多和脾肿大，伴有与人狼疮性肾炎相似的轻度免疫复合物肾炎，晚期可出现干燥综合征表型。NZW 小鼠不是自身免疫鼠系，尽管可发展成为肾小球肾炎。NZW 基因背景加速和强化了 NZB 小鼠的轻度狼疮样自身免疫损伤。

NZB×NZW（F1）杂交鼠早期自发发展，SLE 样表现为肾脏病变，还表

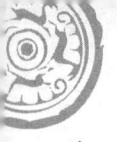

现为多动脉炎和干燥综合征。F1 鼠有 IgM 高 γ 球蛋白血症和 IgM 抗 DNA 抗体，并早于 SLE 临床特征出现。在小鼠 5~6 月龄时，IgG 自身抗体与 SLE 临床表现同时出现，与人类 SLE 相似，阳性免疫球蛋白沿表皮 – 上皮结合处沉积，在大于 7 月龄的鼠可见皮肤狼疮带实验阳性，大部分在出生 1 年内死于 SLE。

在（NZB×NZW）F1 鼠，NZB 基因决定自身免疫基因型的特殊方面，NZW 鼠修改变更疾病的发病或不发病。

（四）诱导的 SLE 样小鼠模型

以慢性 CVHD 小鼠模型为代表。该模型自 1968 年问世，从此为科研机构提供了一个研究自身免疫性疾病，特别是狼疮性肾炎的诱导实验动物模型。其发病特点是淋巴样增生，产生与 SLE 患者相似的自身抗体及严重的免疫复合物介导的肾脏疾病。该模型具有性别相关性，雌性小鼠更适合做模型。其优点主要有两方面，一是其发病时间早，诱导后 4 周即可出现 SLE 样病变，并由于是诱导模型，其实验条件易控制，适合实验研究。二是该模型以肾脏损伤为主要表现，其病理形态学改变能按照 WHO 标准进行形态分类。

1. 小鼠品系

主要有 3 种：雌性 DBA/2 小鼠，雌性（雄性 C57BL/10× 雌性 DBA/2）F1 小鼠；雌性 BALB/c 小鼠，雌性（雄性 C57BL/6× 雌性 BALB/c）F1 小鼠；雌性 BALB.D2 小鼠，雌性（雄性 C57BL/10× 雌性 BALB.D2）F1 小鼠。

所选母鼠一般为 6~10、7~8、8~10 周龄，子鼠一般为 6~7、7~8、8~10、10~12 周龄。

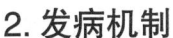

2. 发病机制

当杂交 F1 小鼠与注射淋巴细胞的母鼠 MHC-Ⅰ和 MHC-Ⅱ完全不同时，将发生急性 GVHD，具有致死性。而本模型母鼠（DBA/2 等）的基因型为 H-2d，父鼠（C57BL/10 等）的基因型为 H-2b，杂交后 F1 小鼠的基因型是 H-2d/b。其 MHC 类部分相同，发生慢性 GVHD。在此模型中，供体细胞毒性 $CD8^+$ T 细胞没有活性，伴随 INF-γ 含量下降，供体 MHC-Ⅱ类 $CD4^+$ T 细胞激活受体 B 细胞，导致 F1 小鼠 B 细胞大量增殖，产生自身抗体，出现 SLE 样表现。

3. 诱导方法

亲代淋巴细胞输注，即提取雌性同种母鼠的淋巴细胞，从静脉注入杂交后 F1 代小鼠的体内。

（1）淋巴细胞提取

从 DBA/2 供者体内无菌分离脾、淋巴结（肠系膜、颈部、腹股沟、腋下）和胸腺，剁碎这些组织放在无菌的 RPMll640 液中，并轻压这块组织过孔径 150μm 的钢筛，制成单细胞悬液，此悬液再通过孔径 70μm 的尼龙筛，然后细胞悬液通过疏松的、塞着棉毛的巴斯德吸量管。悬液在 RPMll640 液中洗两次并在 250r/min 离心 10min，离心后的沉淀在 RPMll640 液中悬浮。所有这些细胞和活细胞的比例用台盼蓝排除和光镜检查来决定。悬液再洗 1 次，离心后沉淀被 Hand's 平衡盐溶液（HBSS）悬浮并混匀。其中脾、胸腺及淋巴结细胞的比为 6：3：1 或 6：4：2。也有只提取脾和淋巴结，比为 2：1。

（2）注射方法

取悬液含 5×10^7 或 6×10^7 个活细胞放在 0.25mL HBSS 中，尾静脉注射

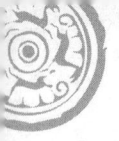

给 F1 小鼠。注射时间分两种：由脾、胸腺、淋巴结 3 种细胞组成的悬液，分别在 0、3、7、10 天注射，共 4 次；由脾和淋巴结两种细胞或脾细胞一种细胞组成的悬液，于 0、7 天注射，共 2 次。

（3）标本采集

于诱导前和诱导后 2 周及以后每隔 2 周，采集血标本，方法有麻醉小鼠后，从其目内眦取血；或处死取血。采集血尿标本同时收集尿标本，有用收集笼收集及通过刺激排尿收集两种方法。分别在诱导前和诱导后 2、4、8、12 周处死小鼠，取肾脏标本。

4. 诱导结果

（1）自身抗体

2 周开始出现 ANA，滴度从 1:540~1:20 逐渐升高。ANA、dsDNA 从 2 周开始上升，8 周达高峰。模型小鼠 8、12、16 周血清 dsDNA 抗体显著高于对照组。以及 IgG 型 dsDNA 在诱导后 14 和 16 周出现最高峰的报道。

（2）血生化指标

血清学变化出现在 6~14 周。12 周血胆固醇、甘油三酯显著高于对照组，血清总蛋白及白蛋白显著降低。16 周时尿素氮、肌酐明显升高。

（3）尿蛋白及尿红细胞

诱导后 4 周出现蛋白尿，有报道蛋白尿变化在 6~14 周。及 8 周开始出现蛋白尿，12 周达高峰的报道。小鼠于 12 周和 16 周可见尿红细胞。

（4）肾脏病理

光镜检查，注射后 8 周，以肾小球细胞增生为主要特征；12 周时，系膜增宽，基底膜增厚；16 周部分肾小球全球硬化。荧光检查，8 周时，IgG、C3、IgM 沉积。

电镜示 8 周时部分足突融合，系膜区、基底膜上皮下及内皮下有电子致密物沉积；12 周时内皮细胞肿胀，线粒体增多，毛细血管腔狭小，足突广泛融合，基底膜节段性增厚，可见系膜插入。Bruun J A 等报道，小鼠诱导后 12~14 周，肾脏出现肾小球系膜节段、弥漫增生及膜性肾小球肾炎，严重者出现球性肾小球硬化。多数动物显示增生型的肾小球病变，免疫球蛋白和补体沿肾小球毛细血管壁（多为 IgG）及系膜区（多为 IgM 和 IgG）沉积。电镜示系膜和皮下电子致密物沿肾小球基底膜呈峰状沉积。另有报道，在诱导 6~8 周，系膜基质增宽，层黏连蛋白、纤黏连蛋白和 4、6 型胶原增加，第 10 周开始出现肾小球硬化，包曼氏囊明显增厚，球囊黏连可见。荧光检查可见 2 周时，IgG 沿毛细血管壁沉积，6~8 周可见大量颗粒样沉积。在诱导 4 个月后 50% 的鼠死亡。

作者：任文英、陈扬荣、邱全瑛　摘自《免疫学杂志》2003 年 3 期

系统性红斑狼疮发病机制的研究进展

Biett 于 1882 年最早描述 SLE，至 1895 年 Cazanave 首先引用红斑狼疮（LE）这个名词来描述该病的皮肤表现，到 1949 年 Hargrave、1953 年 Miescher 等证实狼疮细胞是由抗核抗体所致，人们才认识到 SLE 是一种自身免疫性疾病（autoimmune disease，AID）。

关于自身免疫性疾病的诊断，1957 年 Koch 定的标准执行了 35 年，于 1993 年 Rose 等进行修订，沿用至今。诊断依据包括 3 个方面：直接证据、间接证据、辅助证据。

根据这些诊断证据，SLE 是典型的 AID，是多因素所致的多器官、多系统的非器官特异性 AID。其发病主要与遗传、免疫、环境、感染等有关，主

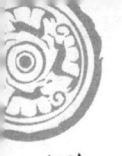

要免疫学特征是多克隆淋巴细胞的活化，自身抗体产生和炎症因子的释放增加等。近年来，对自身免疫病的研究已成为免疫学研究的热点。对 SLE 发病机制的研究随着分子生物学、细胞生物学及分子免疫学的发展取得很多新进展，现将其作一综述。

（一）自身抗原的形成与细胞凋亡的关系

研究表明 SLE 发病机制与 T、B 淋巴细胞激活，自身隐蔽抗原的释放有关。

1. 自身反应性 T 细胞克隆激活

T 淋巴细胞的发育是一个极为复杂的调节和选择过程，有阴性选择、阳性选择。T 细胞的克隆消除是免疫耐受形成的重要机制之一。在 T 细胞形成过程中，某些细胞克隆的清除、选择都涉及细胞凋亡机制。

研究表明，自身基因缺陷造成淋巴细胞凋亡异常，与自身免疫性疾病的发生、发展关系极为密切。自身基因是指能干扰重要免疫调节作用的非主要组织相容性抗原、Ig 或 T 细胞受体基因，原癌基因及其产物异常能引起细胞癌变一样，这些因素发生突变或遗传学改变时能错误诱导某些免疫功能，从而引起免疫失调、淋巴细胞增殖和自身免疫性疾病的发生。目前已明确定义为自身基因的有 Fas 和 Bcl-2。

Fas 具有促进细胞凋亡作用。MRL 狼疮鼠 lpr 基因型中发现，在 Fas 基因第 2 内含子处插入了一个 168~200bp 的病毒早期逆转录转座子，可导致 Fas 基因突变，诱导细胞凋亡功能丧失，使自身反应性 T 细胞克隆清除功能缺陷，大量的 $CD4^-$、$CD8^-$ 双阴性 T 细胞在 MRL-lpr/lpr 外周淋巴组织积聚，出现狼疮样病变。GId 鼠，FasL 在靠近 3'端编码序列有 T 到 C 的转换，这

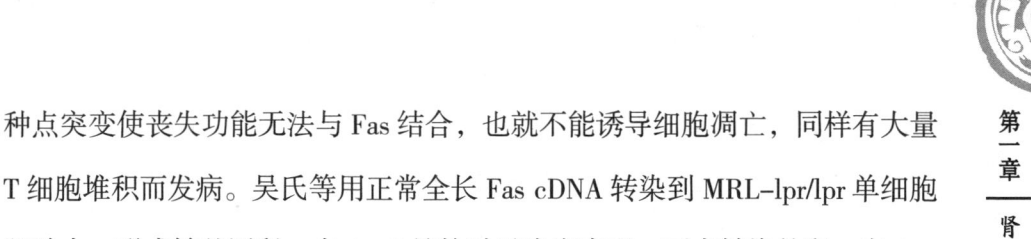

种点突变使丧失功能无法与 Fas 结合，也就不能诱导细胞凋亡，同样有大量 T 细胞堆积而发病。吴氏等用正常全长 Fas cDNA 转染到 MRL-lpr/lpr 单细胞胚胎中，形成转基因鼠，在 4、5 月龄时无狼疮表现，而未转染的鼠，在 4、5 月龄时有狼疮表现，表明了 Fas 突变的致病作用。

2. 自身反应性 B 细胞的活化

B 细胞淋巴瘤 / 白血病 -2 基因（Bcl-2）是继 Fas 后第二个被确定的基因。Bcl-2 能抑制细胞凋亡，又称为细胞凋亡抑制基因。

1991 年，Strasser 用 Bcl-2 转基因鼠建立相似的狼疮模型，发现其淋巴细胞凋亡减弱，前 B 和 B 细胞寿命延长，细胞数目扩增，并出现高 γ - 球蛋白血症，同时产生多种抗核成分的自身抗体，发展 SLE 样自身免疫综合征。

在 MRL-lp/p 中，也可能因 Fas 基因突变，自身反应性 B 细胞存活延长，甚至逃脱 Fas 介导的细胞凋亡，产生自身抗体引发 SLE。

3. 自身隐蔽抗原的释放

研究显示，细胞凋亡致自身隐蔽抗原暴露与光过敏感染、凝血致 SLE 有关。Livia 等对 SLE 患者做这方面实验揭示其机制，首先用紫外线照射体外培养的人角化细胞，诱导其凋亡，发现这种凋亡细胞表面含有不同于自身抗原的两大类泡：较小的表面泡内主要是 RNA、核糖体等，较大的有核小体 DNA、Ro、La 等。这两类泡膜部有自由基产生，对其蛋白起修饰作用，这些修饰包括片段化、磷酸化、甲基化等，暴露出隐蔽的抗原决定簇，从而诱发自身抗体产生。接着他们又进行病毒诱导的细胞凋亡实验，发现在上述凋亡泡表面富含病毒颗粒和病毒糖蛋白，这种特异性的病毒自身抗原复合物很可能打破自身耐受，同样激发自身抗体的产生。近年研究表明，有促凝活

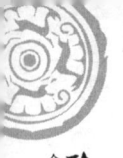

性的磷脂酰丝氨酸在细胞凋亡失去双层结构时重排，暴露到凋亡细胞的外表面，诱发抗磷脂抗体的产生，从而在患者中表现为抗磷脂抗体综合征和血管内凝血。

4.核小体抗原

核小体抗原是目前凋亡机制研究的热点，核小体是由 180~200bp 包绕八聚体核心组蛋白构成的复合物，体内完整的核小体抗原主要是细胞凋亡过程中产生的，凋亡小体中含有核小体。SLE 模型鼠初始针对核小体发生免疫反应，继而针对核小体构成成分 dsDNA 及组蛋白发生反应，形成更多的免疫复合物，加重病情。现多用 SLE 患者的细胞凋亡过度，产生大量核小体抗原而致病来解释 SLE 发病机制。

SLE 自身抗体种类繁多，主要有 3 类。一类是针对细胞膜表面抗原的抗体，主要通过细胞膜表面分子（膜抗原）而引起免疫损伤，达到破坏细胞的作用，引起溶血性贫血、血栓性血小板减少、淋巴细胞毒现象；后二类是针对胞浆、胞核等成分的抗体，包括 DNA、组蛋白和核小体抗体造成组织损伤和狼疮性肾炎。

其中抗 DNA 抗体，尤其是 IgG 抗 ds-DNA 抗体是人和动物 SLE 的主要特征。过去认为循环 DNA 与抗 DNA 抗体形成的免疫复合物沉积于肾脏而致 LN。现在认为，在 SLE 中细胞凋亡产生很多抗核小体抗体，这种抗核小体抗体可表现抗亡，产生很多核小体 DNA 及抗组蛋白抗体也可与核小体结合。在损伤肾脏的过程中，不是抗 DNA 抗体反应性与肾小球基底膜（GBM）结合损伤肾脏，而是 GBM 的固有成分硫酸肝素带负电荷，与免疫复合物中带正电荷的核小体结合，是核小体介导的抗体或免疫复合物结合沉积于 CBM 上，产生相应的免疫反应及损伤。SLE 的其他组织损伤也可能有类似情况。

进一步研究认识到，并非所有的抗 DNA 抗体都有肾病源性。这主要取决于其结构和分子基础，具有肾病源性的抗 DNA 抗体是一种阳离子抗体。这种抗体常存在于活动性 LN 中，人类的阳离子抗体由一种特殊的 GemlineVK 基因 A30 编码。缺乏 A30 则不会发展为严重的肾小球肾炎。另有研究表明，抗 DNA 抗体可与肾小球内糖类脂类、蛋白抗原交叉反应，包括 GBM 的硫酸肝素糖蛋白。通过这种交叉反应导致肾组织沉积，激活补体系统，介导肾组织炎症。

肾小球内沉积的自身抗体不仅是抗 DNA 特异的，而且是抗核小体特异的。实验证明核小体可与 GBM 发生交叉反应，其中组胺在介导这种复杂的核小体复合物沉积中起了重要作用。此外，gP70 抗体也被认为是重要的骨病源性抗体。（NZB，NZW）F1 鼠回交分析表明，一系列调节抗 dsDNA、ssDNA、组胶染色质 IgG 自身抗体的基因与抗 gP70 基因位点是重叠的，而且这种鼠肾小球已发现 970- 抗 gp70 抗体复合物的沉积，这种结果揭示了多种抗体可能以其不同的结构和分子基础并以不同的方式沉积于肾小球中，最后成为补体，形成 LN 不同的病理组织改变。

（二）SLE 发病的遗传因素

自 1971 年第一次发现 MHC 基因与 AID 的关联性以来，已有大量的关于 MHC 与 AID 关联性的研究，有关此机制的假说很多，主要有分子模拟假说、自身抗原呈递假说、抗原识别受体库假说及非典型的 MHC 基因假说等。随着研究的进一步深入，发现越来越多 HLA 以外的基因在 AID 的发病过程中起着极为重要的作用，如 TGF-β、TNF、IL-10、Fas/FasL 等。

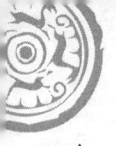
1. 与 SLE 相关的 MHC 基因

主要研究编码 MHC 的基因与 SLE 的易感性。通过狼疮动物模型（NZBXNZW）F1 鼠和 BXSB 鼠研究其杂合子比纯合子易感 SLE 的原因。H-2d/d 纯合子发生 LN 率低可能与 MHC-Ⅱ类分子 I-E 表达有关。因为 I-E 阴性者比阳性者易感性更高，I-E 表达增加可能抑制不同的自身免疫反应，包括自身抗体的产生，似乎是 SLE 的一种保护因素。进一步研究表明，H-2d/d 纯合子易感性低与 MHC-Ⅱ类分子 Ea 基因有关，来源于 I-E 分子的 Ea 肽与 I-A 分子有高度亲和力，能与抗原竞争结合 I-A 分子，阻止 I-A 对自身肽的呈递，因而使自身反应性 T 淋巴细胞活化受阻。

HLA 等位基因与狼疮易感性的关系。有人研究认为 INF-α 可能通过 MHC-Ⅱ类基因或单倍型在 SLE 发病中起重要作用。研究已表明 SLE 的易感基因可能位于或靠近 HLA-DR 位点。HLA-DR 的不同等位基因在不同人群有不同的分布频率。如 HLA-DR2 和 DR3 增加了高加索人 SLE 的患病危险，而 HLA-DR2 和 DR7 增加了非裔美国人 SLE 易感性。另外，不同的 HLA 等位基因与特异的自身抗产生有关。研究表明，HLA-DQAI 501 和 DQB 201 共同介导 Ro、La 的产生，而 TAP201 等位基因主要影响 Ro 的产生。在另外人群 DR2-DQW6 与抗 Sm 抗体产生有关，而在抗 Sm 缺乏的患者抗 RNP 阳性与 DQW5 有关。这些结果意味着 MHC 等位基因决定了特异性抗体的产生。

2. 与 SLE 相关的非 MHC 基因位点

目前已知的非 MHC 基因主要是位于鼠 4、1 和 7 号染色体。Yaa 是 Y 染色体上的一个基因位点，携带这一基因的 BXSB 鼠常发展为严重的肾病变，Yaa 基因可能与抗体对抗原反应的扩大有关，并使 IgG 自身抗体从

IgG2α 和 IgC3 转化，后二者对介导 LN 更有病原性。

（三）其他免疫因素

1. 细胞因子

研究表明，细胞因子既参与了 LN 免疫应答的全过程，也参与了局部作用。这些细胞因子主要有巨噬细胞移动抑制因子（MIF）、可溶性白介素 6 受体（sIL-6）、TNF-α、IL-6、内皮素（ET），在免疫应答的过程中，他们的水平明显升高，且与疾病的活动性明显相关。

2. 红细胞免疫

通过检测 LN 患者血中红细胞 C3b 受体（E-C3bR）、红细胞表面免疫复合物（E-IC）、红细胞免疫黏附促进因子（EIAEF）及抑制因子（EIAIF），结果发现 LN 活动期 E-C3b、EIAEF 明显降低，而 E-IC 及 EIAIF 明显升高，同时发现 E-C3bR 活性与 IL-2、血 C_3 成正相关，与血清 γ-球蛋白呈负相关，提示红细胞对 IC 的清除能力下降，可能是导致 SLE 发病的主要原因之一。

3.Th1/Th2 细胞因子失衡

CD4+ T 细胞分化成功能不同的 Th1 和 Th2 亚群，自身免疫病的研究主要集中在 Th1/Th2 细胞的平衡上。Th2 细胞表达 CD30，研究发现 SLE 患者 CD30 升高，提示 Th2 细胞与其发病关系密切。

4. 信号传导异常

近年来的研究发现，SLE 免疫细胞信号传导存在异常的分子基础，与 SLE 发生机制密切相关。①T 细胞信号异常，包括 TCR/CD3 介导的 Ca^{2+} 高

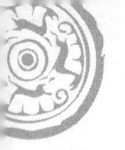
反应；TCR/CD3 链异常；PKAI 同工酶异常；CD45 活性异常。②SLE 患者 T、B 信号相互作用的异常，包括 CD40L 表达异常；CD28/CTLA4、CD80/CD86 的异常。SLE 自身抗原的产生可能与免疫细胞的异常凋亡有关，针对自身抗原的自身抗体异常产生又导致免疫细胞异常活化的免疫信号传导异常，这可能是这些免疫细胞效应异常的分子基础。

（四）SLE 患者体内雌激素异常

雌激素在 SLE 患者体内的作用可能有以下几种：①诱导细胞凋亡。②参与对免疫机制的调节。雌激素能降低自身耐受性，增加多克隆 B 细胞的活性和自身抗体的形成，抑制 Ts 细胞的活性。③延缓巨噬细胞对免疫复合物的清除。单核、巨噬细胞上有雌激素受体，当雌激素与之结合后，可加强巨噬细胞吞噬部分抗原的能力，延缓吞噬细胞等对免疫复合物的清除。

（五）小结

综上所述，对 SLE 的自身抗原形成、自身抗体作用、遗传机制及感染、环境、雌激素、细胞因子等诱发或加重 SLE 原因的研究都取得了新的进展，尤其是细胞凋亡的理论解释了 SLE 发病机制的某些方面。对 SLE 发病机制更深入、广泛的研究有可能揭示该病的本质，为治疗提供理论指导。

作者：陈扬荣　摘自《陈扬荣医论精要》，中医古籍出版社 2005 年出版

补肾清热毒方对 cGVHD 狼疮小鼠肾组织细胞凋亡的调节作用

LN 是难治性自身免疫性疾病，其发病机制尚未完全明了，近年来已有大量研究报道该病与细胞凋亡关系密切，并且凋亡调控基因 Fas/FasL 也参

与了发病。慢性移植物抗宿主病（cGVHD）狼疮样小鼠模型病变类似于人类狼疮性肾炎，其发病特点是淋巴样增生，产生与系统性红斑狼疮患者相似的自身抗体及严重的由免疫复合物介导的肾脏疾病。补肾清毒方（以下简称"补清方"）是临床疗效确切的经验方，本实验研究补清方对 cGVHD 小鼠模型肾组织 Fas/FasL 表达的影响，进一步探讨补清方治疗 LN 的分子机制。

（一）材料与方法

1. 材料

（1）动物

6~8 周龄雌性 DBA/2 小鼠 60 只和雄性 C57BL/6J 小鼠 20 只，体重（15±2）g（中国医学科学院动物实验中心，合格证号为 Sc70k11-00-0006）。随机选取 6~8 周龄雌性（DBA/2×C57BL/6J）F1（即 B6D2F1）杂交鼠 32 只，体重（16±3）g（解放军总医院实验动物中心繁殖）。

（2）试剂

ZK-8005 原位细胞凋亡检测 TUNEL 试剂盒，北京中山生物技术有限公司。sc-834 兔抗 FAS-L（N-20）抗体和 sc-716 兔抗 FAS（M-20）抗体购自 SantaCruz 公司，北京中山生物技术有限公司分装。封闭用兔血清、生物素标记的羊抗兔 IgG 与辣根过氧化物酶标记的链霉卵白素购自美国 ZYMED 公司，北京中山生物技术有限公司分装，SP-9001。Super Script TMR Nase H- 逆转录试剂盒购自美国 Gibcobrl 公司。Westernblot 试剂为 HRP 标记的羊抗兔 IgG，ECL 显色系统购自中山公司，PMSF、aprotinin、leupeptin、Micro BCA Protein 试剂盒购自 Sigma 公司。

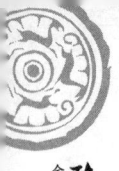

（3）药物

补清方由墨旱莲 15g、枸杞子 20g、金银花 15g、牡丹皮 6g、益母草 15g 等组成，解放军总医院中药房提供。泼尼松，5mg/ 片，华北制药厂生产。补清方按 10g/（kg·d）计算总量，泼尼松按 9mg/（kg·d）计算总量，两种药物各按一定比例掺入普通饲料中，加工成饲料块，分别给予补清方组、泼尼松组大鼠。正常对照组进食等量普通饲料，均自由饮水，喂药 8 周。

2. 方法

（1）造模方法、给药方法、动物分组

32 只 B6D2 F1 代杂交鼠，随机分成 4 组，正常对照组 6 只，模型组 6 只，补清方组 10 只，泼尼松组 10 只。诱导方法参考文献并略作改良。

（2）标本留取

12 周时取 4 组小鼠的肾脏，一部分先迅速置于液氮中，再于 –80℃保存，用于提取蛋白和 RNA。另一部分放入 10% 福尔马林，以制备石蜡切片。

（3）TUNEL 法检测肾组织细胞凋亡

① 3μm 石蜡切片常规脱蜡；②蛋白酶 K 室温孵育 10min，PBS 洗 5min×2；③ H_2O_2 甲醇室温孵育 30min，PBS 洗 5min×3；④与通透液在冰浴中孵育 2min，PBS 洗 5min×3；⑤ 3% BSA 封闭 30min，PBS 洗 5min×3；⑥ TUNEL 反应混合液 37℃孵育 60min，荧光显微镜下可见亮点；PBS 洗 5min×3；⑦ BSA 封闭 30min，PBS 洗 5min×3；⑧转化剂 –POD37 ℃孵育 30min；PBS 洗 5min×3；⑨ DAB 发色 10min，水洗；⑩苏木素复染，脱水，封片。

阴性对照：经过固定和通透的组织样品，加入脱氧核糖核酸以代替 TUNEL 反应混合液。

阳性对照：经过固定和通透的组织样品，用 DNase 使产生 DNA 链缺

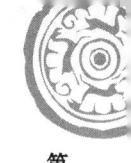

口。计算平均每个肾小球及肾小管横切面阳性染色核数目，作为其肾小球 TUNEL 阳性积分。

（4）免疫组化检测肾组织 Fas 及 FasL 蛋白的表达

采用过氧化物酶标记的链霉卵白素法（SP）。具体步骤如下：

① 3μm 石蜡切片脱蜡水化后经 3% 过氧化氢避光孵育 10min，PBS 洗 5min×3；②胰酶修复抗原，37℃，10min；PBS 洗 5min×3；③兔血清封闭 30min，勿洗；④分别加入 1∶60 Fas 抗体或 1∶200 FasL 抗体于 37℃，2h；PBS 洗 5min×3；⑤加入生物素标记的羊抗兔 IgG，室温 20min，PBS 洗 5min×3；⑥ HRP 标记的链霉卵白素室温下孵育 20min，PBS 洗 5min×3；⑦ DAB 显色 10min；⑧苏木素复染，脱水，透明，封片，每次染色均设以 PBS 缓冲液代替一抗作空白对照；⑨应用真彩色医学图像分析系统，通过光学显微镜放大 200 倍，每张切片随机选 10 个肾小球和肾间质观察肾小球和肾间质阳性着色面积与视野场面积比值，取其平均值作为 FasL、Fas 表达量的相对值。

（5）Western blot 检测小鼠肾组织 Fas、FasL

取 0.3g 肾组织内加 RAPA 裂解液及 aprotinin、leupeptin，进行组织匀浆，再加入 PMSF，后于 12000r/min，4℃，20min 进行离心，取清亮液体即为组织中的总蛋白质。Micro BCA Protein Kit 测蛋白浓度，取 100μg 总蛋白加 2×SDS 于 95℃变性 5min，经 10% SDS–PAGE 于 60V 电压 2.5h 后，采用电转印方法将凝胶上的蛋白转移至硝酸纤维素膜，然后用 5% 脱脂牛奶封闭 2h，TBST 洗 30min×3，加 1∶100 抗 Fas、FasL 和 actin 抗体室温反应 3h，TBST 洗 30min×3，加 1∶1000 HRP 标记的二抗室温作用 1h，TBST 洗 30min×3，后用 ECL 显色。

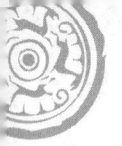

（6）RT-PCR 检测肾组织 Fas、FasL 的 mRNA 水平

利用 Trizol 一步提取法提取肾组织 RNA，利用 Super Script TMR Nase H- 逆转录试剂盒，用随机引物法合成 cDNA 第一链。Fas、FasL 引物序列见表 1-4-5。反应条件为 94℃预变性 5min，94℃变性，45s，退火温度、循环次数见表 1-4-5，72℃延伸，45s，最后于 72℃延伸 7min。以三磷酸甘油脱氢酶（GAPDH）作为反应外参照。PCR 产物于 1% 琼脂糖凝胶电泳后用凝胶分析系统拍照，并进行半定量分析。

表 1-4-5　PCR 引物设计及反应条件

名称	引物序列		扩增片段 / bp	退火温度 /℃	循环次数
Fas	Upper: 5'-ATGATATTAGATAAAATGAT-3'		544	52	35
	Lower: 5'-ATGATGATAGATAGAT-3'				
FasL	Upper: 5'-AGGGCCGGACCAAAGGAGAC-3'		294	62	35
	Lower: 5'-GAGGGTGTACTGGGGTTGGCTATT-3'				
GAPDH	Upper: 5'-AACGACCCCTTCATTGAC-3'		191	68	30
	Lower: 5'-TCCACGACATACTCAGCAC-3'				

（7）统计学处理

所有计量数据均以 $\bar{x} \pm s$ 表示，组间比较采用方差分析，用 SPSS 11.0 统计软件进行统计分析。

（二）结果

1. 补清方对小鼠肾组织细胞凋亡的影响

正常对照组无 TUNEL 染色阳性细胞，模型组较正常对照组凋亡细胞明显增多（$P < 0.05$），补清方组、泼尼松组凋亡细胞的 TUNEL 阳性积分较

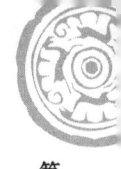

模型组明显增高（$P < 0.05$），凋亡细胞主要为肾小管上皮细胞、浸润的炎细胞，以及少量系膜细胞。见表1-4-6。

表1-4-6 补清方对小鼠肾组织细胞凋亡的影响（$\bar{x} \pm s$）

组别	n	TUNEL 阳性积分	
		肾小球	肾间质
正常对照组	6	0	0
模型组	6	$0.13 \pm 0.05^{**}$	$0.22 \pm 0.16^{**}$
补清方组	10	$2.01 \pm 1.01^{**\#\#}$	$2.97 \pm 1.02^{**\#\#}$
泼尼松组	10	$2.04 \pm 0.75^{**\#\#}$	$2.98 \pm 1.03^{**\#\#}$

注：与正常对照组比较，$**P < 0.01$；与模型组比较，$\#\#P < 0.01$。

2. 补清方对肾组织 Fas 表达的影响

各组 Fas 均有表达，正常对照组仅有极少量 Fas 表达；模型组肾间质表达较多而肾小球表达较少。补清方组、泼尼松组及模型组的表达部位在近端肾小管上皮细胞，肾小球系膜细胞，肾小球和肾小血管周围的炎细胞。与正常对照组比，补清方组、泼尼松组肾小球与肾间质 Fas 表达均增多（$P < 0.01$）。与模型组比，补清方组和泼尼松组肾间质表达多（$P < 0.05$），肾小球表达无显著性差异（$P > 0.05$）。补清方组和泼尼松组之间 Fas 表达无显著性差异（$P > 0.05$）。见表1-4-7。

表1-4-7 各组肾组织 Fas/FasL 表达的比较（$\bar{x} \pm s$）

组别	n	Fas		FasK	
		肾小球	肾间质	肾小球	肾间质
正常对照组	6	0.62 ± 0.40	0.55 ± 0.09	0.62 ± 0.40	7.59 ± 5.78
模型组	6	$7.26 \pm 2.01^{**}$	$10.52 \pm 1.05^{**}$	0.73 ± 0.48	7.07 ± 6.02
补清方组	10	$5.18 \pm 1.94^{**}$	$18.23 \pm 3.14^{**\#}$	$12.78 \pm 6.87^{**\#\#}$	$23.14 \pm 2.42^{**\#}$
泼尼松组	10	$5.02 \pm 3.04^{**}$	$20.20 \pm 1.05^{**\#}$	$15.91 \pm 9.18^{**\#\#}$	$27.50 \pm 8.29^{**\#}$

注：与正常对照组比较，$*P < 0.05$，$**P < 0.01$；与模型组比较，$\#P < 0.05$，$\#\#P < 0.01$。

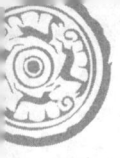

3. 补清方对肾组织 FasL 表达的影响

各组 FasL 均有表达，正常对照组表达部位在近端肾小管上皮细胞，模型组、补清方组和泼尼松组表达部位主要在肾小球系膜细胞及肾小管上皮细胞。与正常对照组比较，模型组肾小球 FasL 表达较多，而肾小管表达较少，但无统计学意义。补清方组、泼尼松组 FasL 主要在肾小管和肾小球上表达增多，与模型组比较有统计学意义（$P < 0.05$，$P < 0.01$）。补清方组和泼尼松组之间比较无显著性差异（$P > 0.05$）。见表 1-4-7。

4. 补清方对肾组织 Fas、FasL 蛋白的影响

见图 1-4-1。正常对照组几乎无 Fas 表达。模型组、补清方组和泼尼松

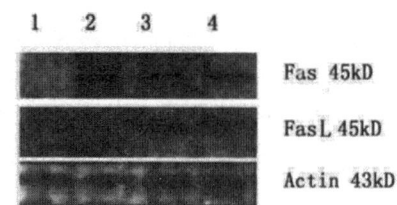

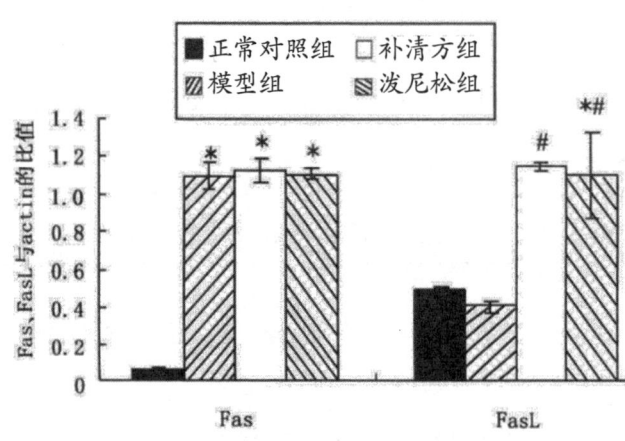

图 1-4-1　各组肾组织 Fas、FasL 蛋白表达（Western blot 检测）

注：①"1"为正常对照组；"2"为模型组；"3"为补清方组；"4"为泼尼松组。②上图为 Western blot 凝胶电泳图，下图为 Fas、FasL 蛋白与 actin 的比值注。③与正常对照组比较，$*P < 0.05$；与模型组比较，$\#P < 0.05$。

组较正常对照组明显升高（$P < 0.05$）；与模型组比较，补清方组和泼尼松组表达量略增高，但无统计学意义（$P > 0.05$）。补清方组和泼尼松组之间 Fas 表达无显著性差异（$P > 0.05$）。FasL 在正常对照组表达量较低，模型组与正常对照组比较差异无显著性（$P > 0.05$），补清方组和泼尼松组 FasL 蛋白水平较模型组明显增高（$P < 0.05$）；补清方组和泼尼松组之间比较无显著性差异（$P > 0.05$）。

5. 补清方对肾组织 FasmRNA 的影响

与正常对照组比较，模型组、补清方组和泼尼松组 Fas mRNA 的转录水平均增高（$P < 0.05$）；与模型组比较，补清方组和泼尼松组 Fas mRNA 转录增加（$P < 0.05$）。补清方组和泼尼松组比较无显著性差异（$P > 0.05$）。见图 1-4-2

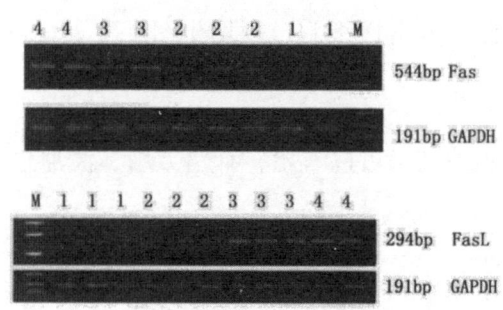

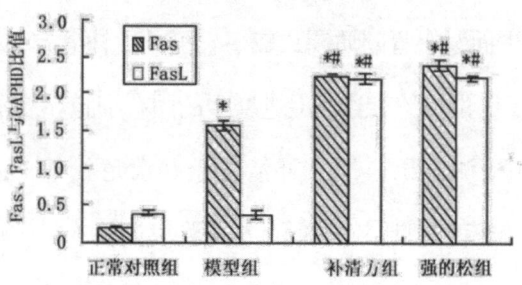

图 1-4-2　各组肾组织 Fas、FasL 的 mRNA 表达（RT-PCR）

注：①"1"为正常对照组；"2"为模型组；"3"为补清方组；"4"为泼尼松组。②上图为凝胶电泳图，下图为凝胶电泳半定量结果。③与正常对照组比较，$*P < 0.05$；与模型组比较，$\#P < 0.05$。

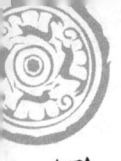
6. 补清方对肾组织 FasLmRNA 的影响

见图 1-4-2。模型组与正常对照组比较，FasL mRNA 的转录水平无显著差异（$P > 0.05$），补清方组和泼尼松组较模型组 FasL mRNA 转录增多（$P < 0.05$）；而补清方组和泼尼松组之间比较无显著差异（$P > 0.05$）。

（三）讨论

Fas 属 TNF 和 NGF 受体家族。FasL 属 TNF 家族成员，是一种 40kDa 的膜蛋白，主要表达于某些活化淋巴细胞表面，尤其激活的 T 细胞表面 FasL 表达明显增多。FasL 与靶细胞的 Fas 结合，能启动靶细胞凋亡的信号转导，使之进入凋亡过程。

LN 的发生与 Fas、FasL 及细胞凋亡密切相关，Fas 或 FasL 缺陷导致 T 淋巴细胞激活，促进 B 淋巴细胞过度增生，产生大量自身抗体，出现 SLE 的表现。

从免疫组化实验结果可以看出，补清方组、泼尼松组与正常对照组比较，Fas 阳性细胞表达增高；与模型组比较，肾间质表达高，肾小球表达无显著性差异。补清方组和泼尼松组之间 Fas 表达无显著性差异，二者肾小管间质细胞 Fas 阳性细胞表达多，而肾小球表达少，可以导致模型鼠治疗后肾小球细胞凋亡较少而肾小管间质凋亡较多。可见，补清方和泼尼松可以通过上调凋亡调控基因 Fas 蛋白的表达而促进增生的固有细胞和浸润的炎细胞凋亡。

Western blot 检测结果表明，补清方组和泼尼松组 Fas、FasL 表达较正常对照组增多；与模型组比较，补清方和泼尼松组 Fas、FasL 表达也增高，但 Fas 表达与模型组表达无显著性差异，与免疫组化结果不完全一致，可能是由于 Western blot 检测的是肾组织的总蛋白，而免疫组化分别对肾小球和

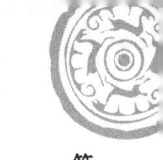

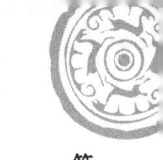

肾小管间质进行半定量分析，且表达阳性的细胞并不是所有肾组织细胞。

RT-PCR 结果显示，补清方组和泼尼松组较正常对照组和模型组 Fas mRNA 水平增高，补清方组和泼尼松组之间无显著性差异，提示补清方和泼尼松均可通过促进 Fas 的基因转录从而上调其蛋白表达水平。

至于 FasL 蛋白的表达，补清方组和泼尼松组均较模型组表达高，Western blot 结果与免疫组化结果一致，表明在蛋白水平，补清方和泼尼松有上调 FasL 的功效。补清方组和泼尼松组较正常对照组和模型组 FasL mRNA 水平增高，提示补清方组和泼尼松组 FasL 表达的增多可能是 FasL mRNA 转录水平增加所致。但补清方组和泼尼松组比较无显著差异。

以上结果提示，补清方与泼尼松作用相似，均可通过上调 Fas、FasL 的表达，使 Fas 和 FasL 结合，从而促进表达部位凋亡不足的细胞凋亡，对肾组织的结构和功能具有保护作用。

作者：陈扬荣、任文英、江明、阮诗玮、陈壮威
摘自《中华中医药杂志》2005 年 3 期

补肾清热毒方对慢性移植物抗宿主病（cGVHD）狼疮样小鼠模型的影响

通过对福建省人民医院 1995—2000 年期间住院的 80 例 LN 患者使用补清方治疗分析，结果表明该复方联合激素治疗总有效率 91.25%，较单纯激素治疗显著性差，能明显改善肾功能，从而改善血生化和免疫指标，减轻肾小球系膜细胞增生。但目前，该方对于狼疮小鼠模型的治疗作用及其产生疗效的机制尚未做进一步研究，本实验采用慢性移植物抗宿主病（chronic graft-versus-host disease，cGVHD）狼疮小鼠模型，观察补清方治疗 LN 的疗

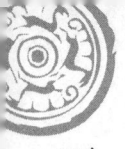

效，以进一步探讨 LN 的发病机制及补清方的作用机制。

（一）材料和方法

1. 材料

（1）实验动物

雌性 B6D2F1 杂交鼠 32 只，体重（16±3）g，由中国人民解放军总医院实验动物中心提供。

（2）含药饲料的制备

补清方由墨旱莲 15g、枸杞子 20g、金银花 15g、牡丹皮 6g、益母草 15g 等组成，由中国人民解放军总医院中药房提供。泼尼松 5mg/ 片，华北制药厂生产。补清方按 10g/（kg·d）计算总量，泼尼松按 9mg/（kg·d）计算总量，分别掺入普通饲料中。对照组进食等量普通饲料，均自由饮水，喂药 8 周。

2. 方法

（1）cGVHD 小鼠的诱导方法

雌性 B6D2F1 杂交鼠 32 只，随机分成正常对照组 6 只，模型组 26 只。模型组诱导方法参照参考文献造模；对照组给予等体积生理盐水。

（2）动物分组

在诱导后 4 周，将模型组小鼠 26 只分成 3 组：模型对照组（6 只）、补清方治疗组（10 只）、泼尼松组（10 只）。正常对照组（6 只）注射生理盐水，补清方组和泼尼松组分别喂含补清方和泼尼松的饲料块。喂养至 12 周处死小鼠，观察相应指标。

（3）取材及指标检测

在诱导后 4 周和 12 周收集上述 4 组小鼠的尿液，在 12 周处死小鼠，采集血标本和肾标本。

（4）统计学处理

数据资料用 $\bar{x} \pm s$ 表示，资料采用方差分析和 t 检验，计数资料采用精确概率 Fisher 统计方法。用 SPSS 11.0 软件处理。

（二）结果

1. 补清方对狼疮样小鼠尿蛋白浓度的作用

4 周时，模型对照组、补清方组和泼尼松组蛋白尿浓度较正常对照组明显升高（$P < 0.05$）；12 周时，模型对照组蛋白尿浓度亦较正常对照组明显增高（$P < 0.05$），但补清方组和泼尼松组与模型对照组比较，蛋白尿浓度明显降低（$P < 0.01$）。与治疗前（4 周）比，正常对照组和模型对照组明显升高（$P < 0.05$，$P < 0.01$），泼尼松组与补清方组治疗后尿蛋白浓度明显减低（$P < 0.05$），泼尼松组与补清方组之间比较无显著性差异（$P > 0.05$）。结果见表 1–4–8。

表 1–4–8　补清方对狼疮样小鼠尿蛋白浓度的作用（$\bar{x} \pm s$）

组别	n	尿蛋白浓度（g/L）	
		4 周	12 周
正常对照组	6	0.07 ± 0.01	$0.30 \pm 0.05^{\Delta}$
模型组	6	$0.54 \pm 0.09^{*}$	$1.56 \pm 0.09^{**\Delta\Delta}$
补清方组	10	$0.52 \pm 0.05^{*}$	$0.33 \pm 0.08^{\#\#\Delta}$
泼尼松组	10	$0.51 \pm 0.08^{*}$	$0.32 \pm 0.07^{\#\#\Delta}$

注：与正常对照组比较，$*P < 0.05$，$**P < 0.01$；与模型对照组比较，$\#\#P < 0.01$；与治疗前（4 周）比较，$\Delta P < 0.05$，$\Delta\Delta P < 0.01$。

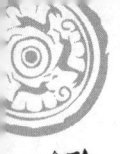
2. 补清方对狼疮样小鼠血生化指标的作用

与正常对照组比较，模型对照组血清白蛋白降低，而血肌酐、尿素氮、胆固醇、甘油三酯升高（$P < 0.05$ 或 $P < 0.01$）。与模型对照组比较，补清方组血肌酐、尿素氮、胆固醇明显降低（$P < 0.01$），白蛋白明显升高（$P < 0.05$）；泼尼松组血肌酐、尿素氮明显降低（$P < 0.01$），白蛋白升高（$P < 0.05$），胆固醇和甘油三酯无明显变化。泼尼松组与补清方组比较各指标无显著性差异（$P > 0.05$）。结果见表 1-4-9。

表 1-4-9　补清方对狼疮样小鼠血生化指标的作用（$\bar{x} \pm s$）

组别	n	尿素氮 （mmol·L^{-1}）	血肌酐 （mmol·L^{-1}）	白蛋白 （g·L^{-1}）	胆固醇 （mmol·L^{-1}）	甘油三酯 （mmol·L^{-1}）
正常对照组	6	12.54 ± 0.65	43.53 ± 0.53	34.25 ± 1.03	1.21 ± 0.53	0.79 ± 0.23
模型对照组	6	$36.96 \pm 13.92^{**}$	$125.87 \pm 70.38^{**}$	$21.90 \pm 5.07^{*}$	$7.61 \pm 1.74^{**}$	$3.60 \pm 1.89^{**}$
补清方组	10	$12.56 \pm 3.22^{\#\#}$	$40.40 \pm 6.31^{\#\#}$	$33.72 \pm 2.81^{\#}$	$4.88 \pm 0.32^{\#\#}$	2.98 ± 1.21
泼尼松组	10	$12.96 \pm 2.29^{\#\#}$	$46.28 \pm 3.14^{\#\#}$	$32.28 \pm 0.91^{\#}$	5.75 ± 1.20	2.92 ± 1.22

注：与正常对照组比较，$*P < 0.05$，$**P < 0.01$；与模型对照组比较，$\#P < 0.05$，$\#\#P < 0.01$。

3. 补清方对狼疮鼠血清抗 dsDNA 抗体作用

模型小鼠在 12 周抗 dsDNA 抗体阳性率达高峰。与正常对照组比较，模型对照组、补清方组、泼尼松组 dsDNA 抗体阳性率显著增高（$P < 0.01$）。与模型对照组比，补清方组、泼尼松组抗 dsDNA 抗体阳性率显著减低（$P < 0.01$）。泼尼松组与补清方组之间相比无显著性差异（$P > 0.05$）。结果见表 1-4-10。

表 1-4-10　补清方对狼疮样小鼠血清抗 dsDNA 抗体作用

组别	n	1：10（阳性数）	1：20（阳性数）	1：30（阳性数）	1：40（阳性数）
正常对照组	6	0	0	0	0
模型对照组	6	6	6	4	2**
补清方组	10	6	4	1	0**##
泼尼松组	10	6	3	1	0**##

注：与正常对照组比较，**P < 0.01；与模型对照组比较，##P < 0.01；精确 Fisher 检验，P < 0.01。

4. 补清方对狼疮鼠肾脏病理改变的作用

12 周时正常对照组无明显改变，模型对照组在 12 周时系膜细胞中至重度增生，内皮下大量嗜复红物质沉积，部分肾小球有白金耳样改变，球囊粘连，肾小管蛋白管型和肾间质大量炎细胞浸润，局灶或节段肾小球出现硬化。较正常对照组病变明显加重（P < 0.05 或 P < 0.01）。补清方和泼尼松组在 12 周时，与模型对照组比较系膜细胞增生及肾小管间质炎细胞浸润减轻（P < 0.05），肾小管其他病变无明显改变。泼尼松组与补清方组之间相比无显著性差异（P > 0.05）。结果见表 1-4-11。

表 1-4-11　补清方对狼疮样小鼠肾脏病理改变的作用

组别	只数	肾小球病变				肾小管间质病变				肾小血管病变			
		0	1+	2+	3+	0	1+	2+	3+	0	1+	2+	3+
正常对照组	6	6	0	0	0	6	0	0	0	6	0	0	0
模型对照组	6	0	1	2	3**	1	3	1	1#	4	1	1	0**
补清方组	10	8	1	1	0#	6	2	2	0#	5	3	2	0*
泼尼松组	10	8	2	0	0#	6	3	1	0#	5	4	1	0*

注：与正常对照组比较，*P < 0.05，**P < 0.01；与模型对照组比较，#P < 0.05。

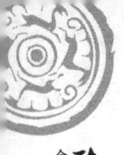
（三）讨论

SLE 是多系统损害的自身免疫性疾病，可归于中医的"阴阳毒""温毒发斑""痹症"等范畴，彭胜权等提出狼疮性肾炎可参考中医温病学的"伏气温病"辨治。

笔者根据温病学理论认为 SLE 的发病机制是由内外因综合而致。多由于素体虚弱，毒邪内蕴，移时感受外邪引而发病，或化热化毒外发。素体虚弱多表现为脾肾气阴两虚，正不胜邪，热毒乘虚而入；毒邪内蕴，同气相招，引而发病。毒邪内侵脏腑，外阻肌肤，燔灼营血，出现发斑。因此，LN 活动期的病因病机多为本虚标实，本虚为肾阴亏虚，标实为邪热瘀毒炽盛。

肾之阴虚为其病本，元阴衰惫，五脏失和，五脏之伤，又穷必归肾，如此反复恶性循环，使病入至深矣，故补肾滋阴为治疗前提。邪热瘀毒炽盛为标，所谓毒者，皆外感六淫、内生五邪、痰饮、瘀血者所化，治宜清热解毒化瘀。

笔者根据温病学理论，采用补肾清热、解毒化瘀法组方，称为补清方。方中墨旱莲滋补肾阴为君药，因"邪热不燥胃津，必耗肾液"，故在邪盛或邪退正虚之时，皆以护阴为要。墨旱莲性寒，又善凉血止血、养阴补肾，治阴虚血热之多种出血证。熟地黄补血滋肾阴、益精填髓，为臣药，君臣协调一致。益母草、牡丹皮、金银花、半枝莲、白花蛇舌草清热解毒、活血化瘀，为佐药，在扶正同时，亦重视祛邪，"祛邪即可扶正"，本病已入营血分，"入营犹可透热转气，入血只恐耗血动血，直须凉血散血"。因而，本方用金银花清热解毒，牡丹皮等凉血活血，清除营热，凉散瘀血，使邪去正复。热入营血分，可致血络瘀阻，加用活血化瘀的益母草。

我们于造模后 4 周开始用此方治疗，此时小鼠已有自身抗体增高，并

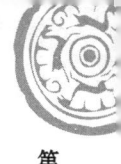

出现蛋白尿，血生化指标也出现改变，血肌酐、尿素氮、胆固醇明显升高，白蛋白降低，甘油三酯升高，但无显著性差异，肾脏病理改变为系膜细胞轻度增生及肾间质少量炎细胞浸润，表明小鼠肾功能已有损伤，属正虚表现。而血肌酐、尿素氮等升高，表明小鼠体内病理产物蓄积，不能正常排泄，属毒邪内蕴。

从实验结果可以看出，用补肾清热毒方或泼尼松治疗后，小鼠血清肌酐、尿素氮和自身抗体明显降低，尿蛋白浓度减少，与模型对照组比较有显著性差异。肾脏病理观察结果，两药对轻度系膜增殖及炎细胞浸润均有改善作用，对肾小血管病变无明显效果。补肾清热毒方还有降低胆固醇功效，提示补肾清热毒方通过补肾扶正、驱毒祛邪，可保护肾功能，阻止或延缓疾病发展。

狼疮性肾炎病理机制复杂，本实验通过 cGVHD 狼疮小鼠模型试验，初步证明补清方治疗狼疮性肾炎具有良好的疗效，其发挥作用的深层机制，将在以后的研究中进一步探讨。

作者：陈扬荣、任文英、江明、阮诗玮、陈壮威
摘自《中国医药学报》2004 年 2 期

补肾清热毒方对 cGVHD 狼疮小鼠 Th1/Th2 细胞的调节作用

辅助 T 细胞（Th）亚群功能失衡在 SLE 的发病过程中具有重要作用。Th 亚群按其分泌的细胞因子不同分为 Th1 和 Th2。调整 Th1/Th2 细胞因子平衡在自身免疫病的治疗中有很大的临床应用潜力。本研究以 cGVHD 狼疮样小鼠为模型，观察应用补清方治疗后，小鼠外周血液中的细胞因子 IL-2、

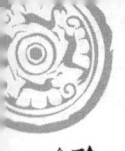

IL-6 和 TNF-α 及肾组织中 IL-4、IFN-γ 蛋白及 mRNA 的变化，以探讨此种狼疮小鼠 Th1/Th2 的表达情况及补清方对 Th1/Th2 细胞因子的影响，从而进一步揭示该方治疗 LN 的免疫学机制。

（一）材料与方法

1. 实验动物

6~8 周龄雌性 DBA/2 小鼠和雄性 C57BL/6J 小鼠，体重（15±2）g，购自中国医学科学院动物实验中心。

2. 仪器与试剂

单管多功能放免测量仪（北京核海生产），全自动 V 计数器（上海生产），连续加样器 SOCREX411（瑞士生产），石蜡切片机（Sakurams400，日本樱花），微波炉（抗原修复，WP7501 上海生物医学厂），光学显微镜（仪器设备号 1 Ⅶ，日本 CH-XW17C），计算机图像分析系统（IP900，中国计算机中心）。IL-2、IL-6、TNF-α 放射免疫分析测定盒由中国人民解放军总医院科技开发中心放免研究所提供；Super Script™ RNase H- 逆转录试剂盒和 Trizol 试剂购自美国 Gibcobrl 公司，随机引物由赛百盛公司合成；大鼠抗小鼠 IFN-γ 和 IL-4 单克隆抗体购自美国 Pharmogen 公司。

3. 含药饲料的制备

补清方由墨旱莲 15g、枸杞子 20g、金银花 15g、牡丹皮 6g、益母草 15g 等组成，根据热毒炽盛，瘀血停滞是贯穿疾病始终的特征性病机来组方。由解放军总医院中药房提供。泼尼松 5mg/ 片，由华北制药厂生产。补清方按 10g/（kg·d）计算总量，泼尼松按 9mg/（kg·d）计算总量，掺入普通饲料中，用机器加工成饲料块，对照组进食等量普通饲料。

4. 实验方法

将 32 只 B6D2F1 代杂交鼠，于诱导后第 4 周随机分成 4 组，补清方组（10 只）、泼尼松组（10 只）、模型组（6 只）及正常对照组（6 只）。诱导方法根据参考文献并略作改良。无菌分离 DBA/2 小鼠脾脏、胸腺、淋巴结，其比例为 3∶2∶1，在生理盐水中研磨，过 150μm 和 70μm 尼龙筛，在显微镜下观察细胞存活状况，细胞存活数高于 95%，并计算细胞数量。模型组每只鼠每次取 5×10^7 个淋巴液活细胞，于尾静脉注射入 B6D2F1 杂交鼠体内，注射时间分别为 0d、3d、7d、10d。对照组给予等体积生理盐水。灌胃喂药 8 周后处死，以 10% 水合氯醛麻醉小鼠，断颈处死采集血，于室温下静置 1h，3000r/min 离心 20min，取上清。

5. 检查项目和方法

（1）采用放射免疫法测定血清细胞因子：IL-2、IL-6 采用平衡法，TNF-α 采用非平衡法。

（2）免疫组织化学检测肾组织 INF-γ 和 IL-4。按说明书操作。观察切片上所有的肾间质区域，计算其中所浸润的 Th1/Th2 细胞的百分比，然后取平均值，最后针对每组中的所有小鼠所得出的结果计算平均百分比，结果以（$\bar{x} \pm s$）表示。以上均在低倍视野下计数。

（3）RT-PCR 检测肾组织 IFN-γ mRNA 和 IL-4 mRNA。利用 Trizol 一步提取法提取肾组织 mRNA，利用 Super Script™ RNase H- 逆转录试剂盒，用随机引物法合成 cDNA 第一链。PCR 扩增 IFN-γ 和 IL-4。反应体系为 30μl，引物序列如下。

IFN-γ：正义为 5′ATAGCTGTTTCTGGCTGTTACTG3′；反义为 5′GCTG-ATGGCCTGATTGTCTTTC3′。

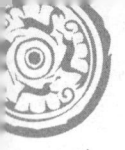
反应条件为 94℃变性 5min。变性 94℃，45s；退火 58℃，30s；延伸 72℃，45s。共 35 个循环。最后于 72℃延伸 7min。产物长度为 222bp。

IL-4：正义为 5'AACACCACA-GAGAGTGAGCTCGTCT3'；反义为 5'TGGACTCATTCATG-GTGCAGCTTAT3'。

反应条件为 94℃变性 5min。变性 94℃，30s；退火 59℃，30s；延伸 72℃，45s。共 30 个循环。最后于 72℃延伸 7min。产物长度为 178bp。

PCR 产物于 1% 琼脂糖凝胶电泳后用凝胶分析系统拍照，并进行半定量分析。

6. 统计学方法

计量数据比较采用方差分析，用 SPSS 11.0 for Windows 软件处理。

（二）结果

1. 补清方对狼疮鼠血清 IL-2、IL-6 和 TNF-α 含量的影响

与对照组比较，模型组血清 IL-2 含量明显降低，模型组血清 TNF-α、IL-6 含量明显升高（$P < 0.05$ 或 $P < 0.01$）；补清方组和泼尼松组 TNF-α 明显升高（$P < 0.05$），IL-2 明显降低（$P < 0.05$ 或 $P < 0.01$），IL-6 含量无明显差异（$P > 0.05$）；与模型组比较，补清方组、泼尼松组 IL-2、TNF-α、IL-6 明显降低（$P < 0.05$ 或 $P < 0.01$）。补清方组与泼尼松组两者之间比较，补清方组 IL-2 明显升高（$P < 0.01$），IL-6 明显降低（$P < 0.05$）。见表 1-4-12。

表 1-4-12　补清方对狼疮小鼠血清 IL-2、IL-6 和 TNF-α 含量的影响（$\bar{x} \pm s$）

组别	n	IL-2/μg·L^{-1}	IL-6/ng·L^{-1}	TNF-α/μg·L^{-1}
对照组	6	3.58±0.33	70.28±14.57	0.36±0.01
模型组	6	3.12±0.36[*]	117.20±21.05[**]	2.58±0.12[**]

续表

组别	n	IL-2/μg·L^{-1}	IL-6/ng·L^{-1}	TNF-α/μg·L^{-1}
补清方组	10	3.09±0.29$^{*\Delta\Delta\#\#}$	63.81±12.68$^{\Delta\Delta\#}$	0.79±0.09$^{**\Delta\Delta}$
泼尼松组	10	2.19±0.24$^{**\Delta\Delta}$	73.48±13.93$^{\Delta\Delta}$	0.81±0.08$^{**\Delta\Delta}$

注：与对照组比较，*$P < 0.05$，**$P < 0.01$；与模型组比较，$\Delta\Delta P < 0.01$；与泼尼松组比较，#$P < 0.05$，##$P < 0.01$。

2. 补清方对肾组织 IFN-γ 和 IL-4 表达的影响

在正常对照组小鼠肾组织中，未见炎性细胞浸润，几乎检测不到 IFN-γ 和 IL-4 阳性染色的细胞；在 12 周模型小鼠肾组织切片中，于血管周围区域浸润的炎性细胞中可见 IFN-γ 和 IL-4 染色阳性的细胞，图像分析 INF-γ 阳性细胞和 IL-4 阳性细胞的含量。结果显示，模型组较对照组明显升高，且 INF-γ/IL-4 比值明显低于对照组，提示 Th2 细胞表达占优势。补清方组和泼尼松组较对照组 IL-4 和 IFN-γ 阳性细胞多，与模型组比较，补清方组 IL-4 阳性细胞减少（$P < 0.01$），而 IFN-γ 阳性细胞无明显差异（$P > 0.05$）；泼尼松组 IL-4 和 IFN-γ 阳性细胞均减少（$P < 0.05$）。补清方组与泼尼松组比较，IL-4 阳性细胞减低和 IFN-γ 阳性细胞升高（$P < 0.05$ 或 $P < 0.01$）。补清方组 INF-γ/IL-4 比值与正常对照组相近，泼尼松组 INF-γ/IL-4 比值与模型组相近。见表 1-4-13。

表 1-4-13　补清方对肾组织 IFN-γ 和 IL-4 表达的影响（$\bar{x}\pm s$）

组别	n	INF-γ/μg·L^{-1}	IL-4/ng·L^{-1}	INF-γ/IL-4
对照组	6	1.29±0.68	1.89±0.48	0.68
模型组	6	21.15±7.19**	44.11±9.82**	0.48
补清方组	10	20.10±4.24$^{***\#}$	26.41±5.87$^{**\Delta\Delta\#\#}$	0.76
泼尼松组	10	15.10±4.12$^{**\Delta}$	35.79±5.36$^{**\Delta}$	0.49

注：与对照组比较，**$P < 0.01$；与模型组比较，$\Delta P < 0.05$，$\Delta\Delta P < 0.01$；与泼尼松组比较，#$P < 0.05$，##$P < 0.01$。

3. 补清方对肾组织 INF-γ mRNA 和 IL-4mRNA 的影响

结果显示，模型组 IFN-γ mRNA 转录水平较正常对照组无统计学差异（$P > 0.05$）；模型组 IL-4mRNA 较正常对照组增加，有统计学差异（$P < 0.05$）；补清方组、泼尼松组 IFN-γ mRNA 和 IL-4 mRNA 与模型组比较均无统计学差异（$P > 0.05$）。见图 1-4-3。

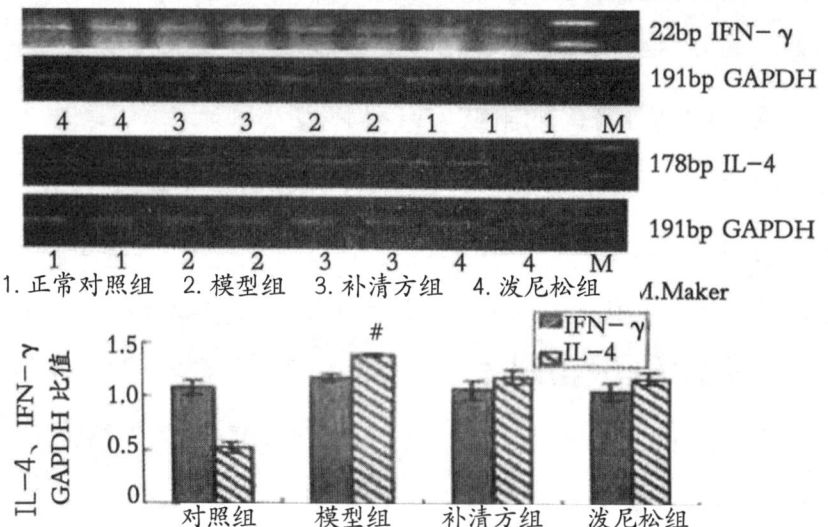

图 1-4-3　补清方对肾组织 IFN-γ mRNA 和 IL-4 mRNA 的影响

注：上图为电泳图，下图为 IFN-γ、IL-4 与内参 GAPDH 扫描灰度的比值，与对照组比较，#$P < 0.05$.

（三）讨论

IL-2 主要由 CD4$^+$ 及少量 CD8$^+$T 细胞产生，参与免疫应答和免疫调节，如诱导抗原特异性 Th1 细胞增殖分化成效应细胞等。实验结果显示，与对照组比较，模型组外周血 IL-2 稍有降低，补清方组和泼尼松组 IL-2 降低明显。补清方组与泼尼松组之间比较，补清方组 IL-2 明显升高，表明补清方和泼尼松均可降低血清 IL-2，从而减轻其诱导抗原特异性 Th1 细胞增殖分

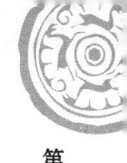

化成效应细胞，及促进 B 细胞增殖和抗体产生的功能，减轻免疫反应。且泼尼松较补清方降低 Th1 细胞因子作用强，提示泼尼松对 Th1 细胞抑制作用强。既往研究皮质类固醇激素通过抑制体液免疫，以减少病理性自身抗体的产生而减少免疫复合物的沉积，Agarwal 等认为皮质类固醇激素可能是通过抑制 Th1 型细胞因子，从而引发 Th2 型细胞因子水平的相对升高，与我们的结果一致。

IL-6 主要由单核 – 巨噬细胞、血管内皮细胞等产生，参与 T 细胞活化。IL-6 是前炎症因子。本实验结果显示，模型组外周血 IL-6 较对照组明显升高，补清方组 IL-6 无明显差异。与模型组比，补清方组、泼尼松组 IL-6 明显降低。与泼尼松组比较，补清方组 IL-6 明显降低，提示补清方和泼尼松均可降低外周血 IL-6 水平，且补清方作用强于泼尼松。因此，补清方可抑制单核细胞分泌的前炎症因子 IL-6，减轻 T 细胞活化和 B 细胞增殖。

TNF-α 主要由活化的单核细胞产生，参与免疫调节。与对照组比较，模型组 TNF-α 明显升高，表明 TNF-α 参与了 LN 的免疫反应。TNF-α 是前炎症因子，能直接或间接诱导 IL-6 的表达，并可能是 IL-6 过分表达的因子之一。本实验结果显示细胞因子 IL-2、IL-6、TNF-α 均增高，与 Robak 等报道的 SLE 患者血清 IL-2、IL-6、IFN-γ、TNF-α 上升相一致。与对照组比较，补清方组、泼尼松组 TNF-α 明显升高，但与模型组比较，补清方组、泼尼松组 TNF-α 明显降低，显示补清方组、泼尼松组有降低 TNF-α 作用，从而减少 IL-6 过分表达，减轻炎症反应。

从外周血 IL-2、IL-6、TNF-α 蛋白检测可以看出，补清方和泼尼松对促进 Th1 细胞分化，加重免疫反应的 IL-2，以及前炎症因子 IL-6、TNF-α 均有抑制作用，表明补清方对细胞因子引起的炎症反应有抑制作用。

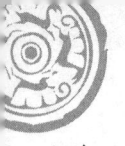

IL-4 主要由活化的 CD4$^+$ T 细胞产生，是 B 细胞的生长和分化因子，也有类似 IL-2 的作用。IFN-γ 主要由抗原和丝裂原刺激的 CD4$^+$ 和 CD8$^+$ T 细胞产生，能直接促进 T、B 细胞的分化，刺激 B 细胞分泌抗体。实验结果显示，在对照组小鼠肾组织中，几乎检测不到 IFN-γ 和 IL-4 阳性染色的细胞，我们的结果与 Hirokazu 等报道的 IL-4 阳性细胞在正常对照组肾组织没有表达一致。在 12 周模型小鼠肾组织切片中，于血管周围区域和肾小管周围浸润的炎性细胞和肾小球毛细血管袢中可见 IFN-γ 和 IL-4 阳性染色的细胞，模型组比正常对照组阳性细胞明显升高，且 IFN-γ 与 IL-4 比值明显降低，提示 Th2 细胞表达占优势。

补清方组和泼尼松组与正常对照组比较，IL-4 和 IFN-γ 阳性细胞升高，与模型组比较，补清方组 IL-4 阳性细胞减低，而 IFN-γ 阳性细胞无明显差异，泼尼松组 IL-4 和 IFN-γ 阳性细胞均降低，表明补清方和泼尼松可通过下调 IL-4 来减轻因 Th2 细胞因子过强而引起的病理损伤。补清方组 IL-4/IFN-γ 升高，且与对照组比值相近，表明补清方可调节 Th1/Th2 平衡，泼尼松组 IL-4/IFN-γ 与模型组相近，表明泼尼松不能调节 Th1/Th2 平衡。与泼尼松组比较，补清方组 IL-4 阳性细胞减低而 IFN-γ 阳性细胞升高，表明补清方对 Th2 的抑制作用强于对 Th1 的作用，而泼尼松对 Th1 的抑制作用强于对 Th2 的作用。

由于 Th1 类细胞因子 IFN-γ，能产生炎症和免疫损伤，能直接促进 T、B 细胞的分化和 CTL 成熟。而 Th2 型细胞因子 IL-4 是 B 细胞的生长和分化因子，有促进 B 细胞抗体的产生功效。且 Th1、Th2 型细胞因子之间存在着相互抑制效应，Th2 型细胞因子水平相对偏高抑制了 Th1 型细胞因子的产生和作用的发挥，以减轻后者所致的组织损伤作用。

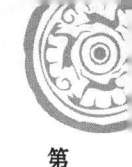

分析发现泼尼松具有抑制 Th1 型细胞因子的免疫抑制作用，同时具有上调 Th2 型细胞因子的免疫调节作用。另外，因泼尼松作用引起的 Th1 型免疫反应过度抑制而引起 Th2 型免疫反应相对加强，提示 SLE 的异常免疫状况仍未得到完全纠正，低水平的 Th1 型细胞因子不利于机体免疫应答的正常进行，机体抗感染能力降低会引起一系列并发症，这可能是泼尼松的副作用之一。

补清方对 Th2 型细胞因子的作用强于 Th1，因此与泼尼松有互补作用，从而减轻副作用，增强疗效。

RT-PCR 研究结果显示，模型组 IFN-γ 较正常对照组无统计学差异；模型组 IL-4 较正常对照组是升高的，有统计学差异；也是 Th2 细胞因子占优势的表现。我们检测的结果为 IFN-γ 较正常对照组无统计学差异，这与文献一致。补清方组、泼尼松组 IFN-γ 和 IL-4 与模型组基因表达水平均无统计学差异，表明补清方和泼尼松对细胞因子基因无调节作用。

在肾组织中，补清方和泼尼松对细胞因子蛋白水平有影响，但不影响基因水平，可能是 IFN-γ 和 IL-4 阳性染色的细胞主要是炎细胞，补清方和泼尼松有减轻炎细胞浸润的功效，而 IFN-γ mRNA 和 IL-4 mRNA 是从整个肾组织提取细胞，包含肾脏固有细胞和炎细胞，因而产生这种结果。此结果也可能与蛋白水平的细胞因子相互影响有关。

作者：陈扬荣、任文英、吴竞、阮诗玮、江明
摘自《中国中西医结合肾病杂志》2005 年 7 期

狼疮性肾炎与细胞凋亡及细胞因子的关系研究

SLE 是严重危害人类健康的自身免疫性疾病。肾脏是该病最常受累的器官和主要死亡原因。近年来研究发现，SLE 或 LN 的发病与细胞凋亡关系密

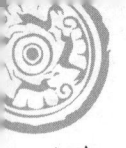

切，细胞凋亡是通过基因调控而使细胞主动死亡的过程。研究发现，调控凋亡的基因如 Fas 和 FasL 参与了 LN 的发病，Fas 和 FasL 结合诱导细胞凋亡。此外，Th 亚群功能失衡在 SLE 的发病过程中具有重要作用，Th 亚群按其分泌的细胞因子不同分为 Th1 和 Th2，Th1/Th2 细胞因子平衡失调可能在 LN 的发生、发展上具有重要作用。因此调节细胞凋亡，调整 Th1/Th2 平衡可能在 LN 的治疗中具有很大的临床应用潜力。

（一） 细胞凋亡的研究

1. 细胞凋亡的概念

1965 年 Lockshin 提出细胞程序性死亡（programmed cell death，PCD）。从幼虫到蛾可发生变态死亡，即为 PCD，其由生理性因素引起。近年来，免疫学家认为，无论是何种刺激因素引起，只要是由遗传控制，即由基因活动指导之下进行的任何细胞死亡，均为 PCD。

1972 年 J.E.R Kerr、A.H.Wyllie、A.R.Currie 3 位病理学家提出细胞凋亡（apoptosis，APO）的新概念。他们在电镜下观察死亡细胞时发现，与坏死形态不同的细胞死亡现象。坏死的细胞膨胀、崩溃，而凋亡的细胞表现为核浓缩，缩小的细胞自身发生断裂。形态表现有细胞膜起泡、细胞收缩、染色体凝缩、核断片化，形成凋亡小体。考虑可能是因自身基因程序启动后，具有主动的自身破坏过程，故命名为"细胞凋亡"。凋亡即细胞自身决定自身命运的自身消除功能。

许多研究者认为，PCD 和 APO 可交互使用，具有等同的含义，但它们不是完全相同的现象。①并不是所有的 PCD 均由 APO 引起，有些 APO 缺乏新基因的表达，如由 CTL 引起的杀伤。②在 PCD 范畴内，正在死亡的细

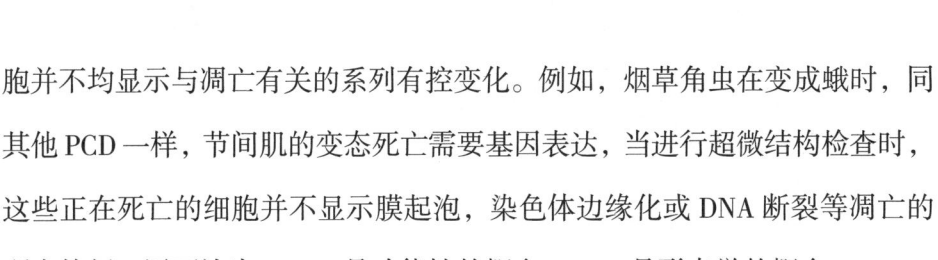

胞并不均显示与凋亡有关的系列有控变化。例如，烟草角虫在变成蛾时，同其他 PCD 一样，节间肌的变态死亡需要基因表达，当进行超微结构检查时，这些正在死亡的细胞并不显示膜起泡，染色体边缘化或 DNA 断裂等凋亡的所有特征。因而认为，PCD 是功能性的概念，APO 是形态学的概念。

2. 细胞凋亡的形态学特征

（1）初期：微绒毛消失，细胞表面平滑化，核浓缩，染色质凝缩呈新月形并凝聚在核周边，胞质浓缩，细胞体积缩小，内质网膨胀，形成一系列膨胀小泡，胞浆内细胞器聚集，结构完整。

（2）中期：浓缩核断片化，细胞表面形成泡状，细胞分成一组内含许多细胞器的大小不等的膜结合小体（凋亡小体）。

（3）后期：临近活细胞（巨噬细胞、上皮细胞）吞噬凋亡小体。在细胞凋亡过程中，细胞膜仍保持完整，细胞仍然存活，保持排斥台盼蓝的能力。

3. 细胞凋亡的生物化学特征

①内源性核酸内切酶活化，连接核小体的核心链断裂，DNA 呈 180~200bp 的整倍数梯度分布（细胞坏死，DNA 的分解是随机的，经电泳后只能见一斑点）。②肝匀浆转谷酰胺酶活性、含量升高。

4. 分子机制

凋亡分诱导、确定、执行 3 个阶段进行。各种信号均可诱导发生凋亡，处理的信号越过"不可逆点"后凋亡方开始，信号种类很多，如细胞膜上的 Fas、TNF 受体等，它被"打开"之后诱发生成二次信号，二次信号进入核内后才能决定凋亡是否发生。凋亡在发生时都可见到 DNA 的片段化，并引

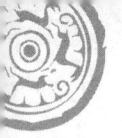
发核片段化及凋亡小体的生成，这提示多种多样的信号级联放大过程最终都达到一个相同的状态。

5. 细胞凋亡的信号传导

细胞质内 Ca^{2+} 浓度增加，cAMP 累积、蛋白激酶激活、酪氨酸蛋白激酶激活和神经酰胺产生等一系列信号，在多种模型中调节细胞凋亡。这些信号在不同细胞中的调节作用不同，启动或阻碍细胞凋亡。

6. 生物学意义

凋亡是消除体内细胞群体中非必须细胞的机构，其最终目的是通过消除个体基因型异常的变异，以达到基因的延续、种族的繁衍。

（二）Fas/FasL 分子的结构与功能的研究

1. Fas 的结构与功能的关系

（1）Fas 的结构与分布

1989 年，Trauth 和 yonehara 研究小组独立分离得到一种对人类各种细胞系有细胞毒作用的小鼠来源抗体，该抗体能识别两种细胞表面表达的蛋白 Fas 和 APO-1。1991 年，由 Itoh 等从人 T 细胞淋巴瘤 KT-3 细胞的 cDNA 库中分离出编码人 Fas 受体的 cDNA。1992 年，由 Oehm 等从恶性未分化的 B 细胞瘤 SKW6.4 细胞的 cDNA 库中分离出编码人 APO-1 受体的 cDNA 克隆，通过与 Fas 受体的 cDNA 比较发现二者推算的氨基酸顺序完全相同，而且抗 APO-1 单体和抗 Fas 单体可识别细胞表面的同一抗原分子。因此，在1993 年第 5 次白细胞分化抗原国际会议上将 APO-1/Fas 分子命名为 Cd95，cDNA 全长 2534 个核苷酸。

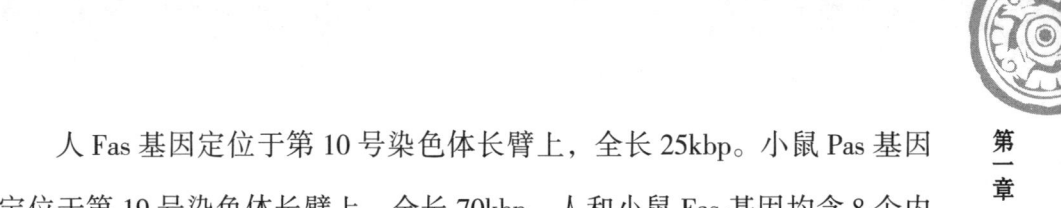

人 Fas 基因定位于第 10 号染色体长臂上，全长 25kbp。小鼠 Pas 基因定位于第 19 号染色体长臂上，全长 70kbp。人和小鼠 Fas 基因均含 8 个内含子和 9 个外显子。

Fas 蛋白由 325 个氨基酸组成，其 NH_2- 末端有信号序列，而在其分子的中部是跨膜的区域，说明 Fas 是一种 I 型膜蛋白，分子量 35kDa 左右，糖基化后分子量 43~50kDa 不等。鼠 Fas 受体由 306 个氨基酸组成，分子量 34971Da。鼠和人的 Fas 在核苷酸水平和氨基酸水平上的同源性分别为 58.5% 和 49.3%。

Fas 有 TNF 家族和 NGF 受体家族。该家族还包括 2 种 TNF 受体（TNFR1 和 TNFR2）和低亲和力的 NGF 受体；通过 Fas 和 TNFR1 的突变分析显示，两者之间细胞内区域约 70 个氨基酸的保守序列是维持凋亡信号所必需的，因此该区域被称为死亡结构域（death domain，DD）。

小鼠的胸腺、肝脏、心脏、肺、肾及卵巢能大量表达 Fas，人的胸腺只能低水平表达 Fas，在鼠的胸腺中，除双阴性 $CD4^-/CD8^-$ 细胞外几乎所有细胞均能表达 Fas。Leithauser 等应用免疫组化方法证实在正常情况下，人表皮基底细胞、皮脂腺、肾脏的近曲小管和集合管、肾上腺皮质、小肠和结肠的上皮细胞、肝脏及肺均可表达 Fas 受体。

活化的成熟淋巴细胞或 HTLVl、HIV 和 EBV 感染的淋巴细胞能过度表达 Fas，某些肿瘤细胞也能表达 Fas，但其表达 Fas 的水平较淋巴母细胞低。另外，外周血中静息 T、B 淋巴细胞可表达极少量的 Fas 受体；IFN-γ 能使多种细胞株 Fas 表达增加，IFN-γ 和 TNF-α、IL-2 和 TNF-α 协调上调人 B 细胞表面 Fas 分子表达。表明这些细胞因子可能增强抗 Fas 的细胞毒活性。

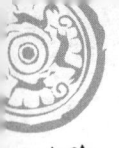
（2）Fas 的功能

Fas 受体可介导细胞凋亡，而且 Fas 受体介导细胞凋亡必须具备以下 3 个条件：①细胞表达足够密度的 Fas 受体；②该受体通过与配体或单抗作用形成三聚体；③细胞关闭抗凋亡程序而成为敏感型细胞。

（3）可溶性 Fas（sFas）的结构和功能

sFas 是 Fas 基因的变异产物，Cheng 等在分析从 SLE 患者 PBMC 得到 Fas cDNA 时发现其核苷酸序列第 700~762 位缺失，导致整个跨膜区的丢失，由此产生可溶性 Fas 分子。同时证实 sFas 的产生是交替拼接、转录、翻译的结果，即跨膜区两侧的内含子 A（252bp）和内含子 B（1183bp）拼接，从而导致编码跨膜区的 63 个 bp 缺失，后者导致相对应的 21 个氨基酸的丢失，其中包括 Fas 蛋白跨膜区少 16 个氨基酸残基、胞外区 5 个氨基酸残基。由于翻译产物缺乏跨膜区，因而呈可溶性分泌。

Cheng 等还检测了 SLE 患者外周血中的 Fas 浓度，发现 60% 以上浓度高于正常，该分子可中和 Fas 单抗。但与 FasL 结合位点正常。sFas 与 FasL 有很高的亲和力，而起间接抑制凋亡的作用，这可能是体内细胞凋亡的一种调节方式。

2. FasL 的结构与表达部位

鼠 FasL 的 cDNA 全长为 1632 个核苷酸，单一的开放阅读框架可编码 278 个氨基酸组成的多肽，分子量 31138Da。FasL 分 3 个区域：胞外区由 C 端 179 个氨基酸组成，有 4 个 N 糖基化位点，N 端无信号肽序列；跨膜区由 22 个疏水氨基酸组成；胞质区富含脯氨酸，由 77 个氨基酸组成。因此，FasL 是一种 Ⅱ 型跨膜蛋白，属 TNF 家族。鼠和人的 FasL 的氨基酸序列有 76.9% 的同源性，而且无种属特异性。

鼠 FasL 基因定位于 1 号染色体。正常情况下鼠睾丸可高表达 FasL mRNA，其次为小肠、肾和肺。FasL 在外周淋巴组织中表达，并可在 T 细胞激活过程中被诱导表达。在少数胸腺基质和活化的胸腺细胞中也能检测到 FasL 的瞬间表达。

3. Fas/FasL 功能的研究

（1）Fas 受体与其单抗结合诱导胸腺内 TCR/Apo-1 胸腺细胞阴性选择

Debatin 等发现表达 Fas 受体最高的是 TCR/Apo-1 胸腺细胞，这群细胞经抗 Fas 单抗处理后死亡率最高（12%~43%），而 72%~85% 少量表达 Fas 受体的胸腺细胞在上述单抗作用下只有 1.2%~5.4% 细胞凋亡，提示胸腺细胞高表达 Fas 受体可能与其调节凋亡有关。

（2）Fas 受体与其配体结合诱导外周自身反应性 T 细胞凋亡

绝大部分自身反应性 T 细胞在胸腺内通过 T 细胞的阴性选择而凋亡。但仍有少数进入外周血循环，在适当的条件下，自身反应性 T 细胞通过表面 TCR 分子与抗原细胞表面 MHC 自身抗原复合体相互作用而被活化，并可高表达 Fas 受体与其配体，导致自身反应性 T 细胞凋亡。

（3）Fas 受体与其配体结合诱导外周某些抗原活化的 T、B 细胞凋亡

活化的 T 细胞既可表达 Fas 受体，又可表达 Fas 配体，并通过受体与配体的结合导致活化 T 细胞自杀和相互间的残杀。产生特异性抗体的 B 细胞在抗 Fas 单抗作用下发生凋亡，上述结果证明抗 Fas 单抗可直接诱导 B 细胞凋亡。

（4）Fas/FasL 诱导细胞凋亡的机制

通过第二信使神经酰胺和 Ca^{2+} 而诱导细胞凋亡。①当 Fas 受体与其单抗结合后，可活化酸性鞘磷脂酶，后者可激活鞘磷脂，产生神经酰胺，结果

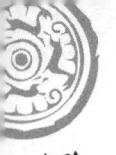

导致大量细胞凋亡。②神经酰胺作为第二信使，至少可激活 2 种酶，即膜结合性的丝 / 苏蛋白激酶和胞浆内丝 / 苏蛋白激酶。上述两种酶可能通过激活三磷酸肌醇和甘油二酯途径使胞内 Ca^{2+} 浓度升高。胞浆内 Ca^{2+} 浓度升高可直接激活依赖 Ca^{2+}/Mg^{2+} 的内源性核酸酶，导致 DNA 断裂及染色质固缩；激活谷氨酰胺转移酶导致胞浆蛋白质交联；激活阻止生长的 DNA 基因导致生长停止。

（5）Fas/FasL 系统诱导细胞凋亡方式

有 3 种：① Fas 和 FasL 在不同的细胞表达，导致表达 Fas 的细胞死亡。② Fas 和 FasL 在同一细胞表达，使细胞自身死亡。③ FasL 从膜上脱落变成可溶性分子，通过结合 Fas 而使表达 Fas 的细胞死亡。

（6）Fas 和 FasL 诱导细胞凋亡的主要途径

诱导细胞凋亡的主要途径包括 AICD 和激活 caspase 级联反应。FasL 与靶细胞表面 Fas 结合后，诱导 Fas 三聚化，继而导致 Fas 分子胞浆段内 DD 与 FADD 羧基端的 DD 结合，促使 FADD N 端的 DED 与 pro-Caspase-8（或 10）中的 DED 结合，形成 Fas/FADD/pro-Caspase-8（或 10），即可自身催化成活性异四聚体形式，继而激活下游的 pro-Caspase。

（三）Bcl-2 的分子结构与功能的研究

1984 年，Tsujimoto 等从滤泡性淋巴细胞瘤中分离出一种癌基因，称 Bcl-2 基因（B-cell lymphoma/Leukemia-2 gene），该肿瘤有 14 号染色体与 18 号染色体易位，18 号染色体上 Bcl-2 基因易位到 14 号染色体上，与免疫球蛋白重链基因串联形成融合基因，从而使 Bcl-2 基因在 B 细胞内过度表达，Bcl-2 基因的易位和 / 或高表达与恶性肿瘤和自身免疫病有关。1988 年

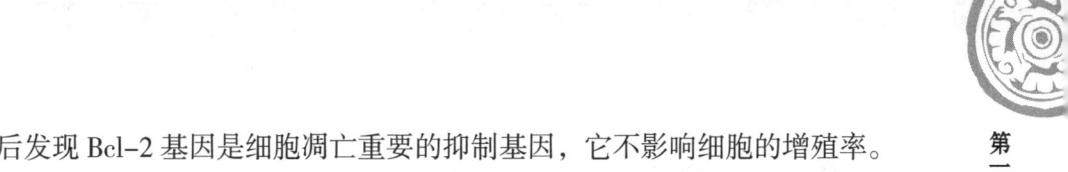

后发现 Bcl-2 基因是细胞凋亡重要的抑制基因，它不影响细胞的增殖率。

人、大鼠、小鼠、鸡的 Bcl-2mRNA 所编码的 26kDa 的蛋白质与正常的 Bcl-2α 是一种跨膜蛋白，它分布于线粒体外膜、内质网和核膜的胞浆面上。含有 229 个氨基酸，约 25~26kDa 大小，在其 -COOH 末端附近含有 19 个疏水氨基酸区域，在此疏水区外侧仅有两个带电残基，此两个残基的作用是将 Bcl-2 蛋白锚定在细胞膜性结构上。突变研究表明，Bcl-2 蛋白疏水区插入膜性结构中，从而使 Bcl-2 分子的球形结构伸向胞质中，并证实这种插入对 Bcl-2 分子发挥阻止细胞凋亡有重要作用。

Bcl-2 基因是通过阻止细胞凋亡的早期环节而发挥作用的，可阻止或降低细胞皱缩、染色质浓缩和 DNA 裂解的发生。Bcl-2 基因可能是通过阻止受损 DNA 转录出对细胞凋亡相关基因有激活作用的信号，或者可以阻止这些相关基因产物的作用。另外，抑制凋亡作用与 Ca^{2+} 有关。近年研究其抑制细胞凋亡的机制：①直接或间接地阻止细胞色素 C 自线粒体释出，后者可与 ATP 一起改变凋亡激活因子（Apaf-1）的构型而使 caspase-9 激活；②可能阻断核酸内切酶对 DNA 的裂解，以抑制细胞凋亡。

（四）Bcl-2 与 Fas 的关系

Tadashi 等发现在外周淋巴结中的淋巴母细胞和激活的外周血 T、B 细胞中，Bcl-2 的表达下降，而 Fas 的表达却升高，提示 Bcl-2 与 Fas 是一对具有相反作用的分子，即 Bcl-2 具有抑制 Fas 介导的凋亡的作用。Mapara 等研究 Apo-1 抗原的表达水平升高与 Bcl-2 原癌基因的表达水平下降具有某些偶联的性质。

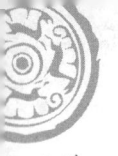
（五）系统性红斑狼疮与细胞凋亡的关系

1. LH 与外周血淋巴细胞凋亡关系的研究

（1）淋巴细胞凋亡的异常

SLE 患者与狼疮动物模型相似，都具有自身反应性 B 细胞的活化，T 细胞克隆的激活等特征，外周血细胞凋亡总数升高，但 T、B 淋巴细胞凋亡存在受抑制现象。这个结果首先从动物模型发现，1991 年，Li 等用 Bcl-2 转基因鼠建立相似的狼疮模型，发现其淋巴细胞凋亡减弱，前 B 和 B 细胞寿命延长，细胞数目扩增，同时产生多种抗核成分的自身抗体。

临床研究方面，王晓非等报道 SLE 患者外周血 T、B 淋巴细胞凋亡率较非活动期及正常人组显著降低。而石成钢等则发现 SLE 患者总体淋巴细胞 $CD3^+$、$CD4^+$、$CD8^+$T 细胞和 $CD19^+$B 细胞凋亡率在体外培养 0、24、48h 时均较正常组显著升高，并以 $CD4^+$T 细胞和 $CD19^+$B 细胞在活动期 SLE 患者凋亡更突出，提示淋巴细胞凋亡在体外加速。另有报道外周血单个核细胞凋亡增多和凋亡速度加快，并与其自身抗体产生有关。也有中性粒细胞凋亡增多，并与疾病活动程度相关的报道。可见，淋巴细胞凋亡异常在 SLE 发病中起重要作用。活动期 T、B 淋巴细胞在体内凋亡显著降低，而在体内过度凋亡的细胞是总体细胞。T、B 淋巴细胞凋亡在体外加速，可能与在体外失去凋亡调控基因的调控等原因有关。

动物实验进一步研究发现，狼疮鼠在发病早期细胞凋亡产生的核小体等自身抗原不断刺激免疫系统，使淋巴细胞激活，而当自身反应性 $CD4^+$T 细胞被连续地激活时，最终将导致（cyclin-depend-ent kinases，CDK）抑制物产生，一旦这种抑制物大量产生，会引起对进一步的激活无感应，从而抑制 T 淋巴细胞凋亡。

（2）吞噬功能减弱

吞噬细胞（巨噬细胞、白细胞等）的吞噬功能减弱可能导致自身抗原的呈递，从而促进自身抗体的产生。

（3）隐蔽抗原的释放

Casciola 等发现凋亡细胞表面存在自身抗原不同的二大类泡，这些泡与蛋白结合，会对蛋白起修饰作用，使这些蛋白暴露出隐蔽的抗原决定簇，诱发自身抗体产生。

（4）核小体

核小体包含在凋亡小体中，是由 DNA 和组蛋白构成的八聚体。研究发现 GBM 的固有成分硫酸肝素带负电荷，其可与带正电荷的核小体结合，形成免疫复合物，沉积在 GBM 上，导致 LN 的发生。

2. LN 与肾组织细胞凋亡关系的研究

Kodera 等报道 LN 肾小球细胞出现凋亡，在以增生为主的 LN 中肾小球细胞凋亡明显增多，对增殖型 LN 有有利的一面，对硬化型 LN 则有不利的一面。国内也有人报道，在 LN 肾小球系膜区、肾间质及肾组织浸润细胞，均可见散在的凋亡小体。应用 TUNEL 染色显示，LN 中肾小球细胞凋亡率增高，并且平均凋亡积分也明显增高。另外，Wagrowska 等报道 Ⅳ 型 LN 肾小球细胞凋亡减少，但仅局限于纤维化区域的少量细胞；也有肾小球细胞凋亡与慢性指数呈负相关的报道。可见，在 LN 早期，肾组织细胞凋亡增多，随着病情进展，慢性指数的增高，细胞凋亡逐渐减少。

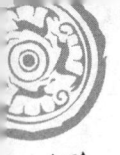

（六）LN 与凋亡调控基因的研究

1. LN 外周血淋巴细胞 Fas、Fasl 和 Bcl-2 的表达

临床研究发现 SLE 患者早期外周血淋巴细胞 Fas 和 FasL 表达均明显升高，表明淋巴细胞存在高度活化现象。此时 Fas 和 FasL 可促进高度活化的淋巴细胞发生凋亡，随着病情的发展，淋巴细胞凋亡受抑制。研究发现，由高度活化的淋巴细胞凋亡加快发展到淋巴细胞凋亡受抑制的原因是 CD95B 细胞可分成两个亚群，即高密度表达的 CD95B 细胞和低密度表达的 CD95B 细胞，SLE 患者与正常人总 CD95B 细胞并无差异，但 SLE 患者活动期高密度 CD95B 细胞相对较多，结果是凋亡加快，表明大部分 B 细胞对凋亡是敏感的。而产生自身抗体的 B 细胞起源于低密度 CD95B 细胞，而且相对抵制凋亡。

动物实验研究发现在 Ras 和 PaL 缺陷的 MRL-lpr/lpr、gld 小鼠均可出现 SLE 样表现。MRL-lpr/lpr 小鼠因在 Fas 基因第二内含子处插入了一个 168~200bp 的病毒早期逆转录转座子（ETn），导致 Fas 基因突变，转录产物异常，诱发细胞凋亡功能丧失，使自身反应性 T 细胞克隆消除功能缺陷，大量的 $CD4^-$、$CD8^-$ 双阴性 T 细胞在 MRL-lpr/lpr 外周淋巴组织积聚，进而出现狼疮样病变。gld 基因型小鼠，其 FasL 在靠近 3' 端编码序列由 T 到 C 的转换，这种点突变使 FasL 丧失功能，无法与 Fas 结合，也就不能诱导细胞凋亡，同样有大量 T 细胞堆积而发病。

临床研究表明，SLE 患者外周血淋巴细胞 Bcl-2 表达有增高、不变、降低 3 种不同的结果报道。这可能与测定细胞种类、测定方法、SLE 疾病活动度不同有关，但 Bcl-2 mRNA 的转录水平是升高的。有资料显示 Bcl-2 对淋

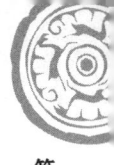

巴细胞凋亡抑制作用的增加可能较 Fas/FasL 诱导促进淋巴细胞的凋亡更为重要。Bcl-2 转基因的小鼠也可出现 SLE 样表现。

2. LN 肾组织细胞 Fas、FasL 和 Bcl-2 的表达

对 LN 患者的肾组织研究发现，Fas、Bcl-2 抗原阳性细胞主要为肾小球系膜细胞，偶为炎性浸润的白细胞。TUNEL 染色显示，DNA 断裂程度与 Fas 阳性的肾小球细胞数目相平行。

国内也有报道 LN 患者肾组织 Bcl-2 蛋白表达增高，表达部位在肾小球系膜细胞和肾小管上皮细胞，提示 Bcl-2 在 LN 肾组织中的高表达可能导致系膜细胞、上皮细胞等的凋亡延迟，并促进这些细胞的增殖，从而参与 LN 的发病。

Badillo-Almaraz 等报道 70% 狼疮患者出现 FasL 和 Bax mRNA，这些基因主要表达在活动指数高的肾活检患者，正常对照组肾小球无表达。这些数据表明 FasL 和 Bax 在狼疮肾炎是上调的，可能通过影响凋亡而起病理作用。FasL mRNA 和蛋白在正常小鼠和大鼠肾脏表达，表达部位在近端肾小管上皮。狼疮肾炎患者 Fas、FasL mRNA 表达上调，但 cGVHD 小鼠 Fas、FasL mRNA 表达无显著性差异。

3. LN 与 Th1/Th2 细胞因子平衡的研究

Th 亚群功能失衡在 SLE 的发病过程中具有重要作用。Th 亚群按其分泌的细胞因子不同分为 Th1 和 Th2。Th1/Th2 细胞因子平衡代表着机体复杂的细胞因子网络，调整这个网络在自身免疫病的治疗中有很大的临床应用潜力。

Th1 细胞主要分泌 IFN-γ、IL-2 等，介导细胞免疫；Th2 细胞主要分泌 IL-4、IL-10 等，介导体液免疫。Th1/Th2 细胞效应有两个特征：①自身促

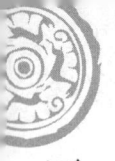
进作用；②相互抑制作用。

临床研究方面，大多数 SLE 患者 Th2 占优势，即 Th2 功能亢进、Th1 功能不足，从而出现体液免疫中 B 细胞过度活化，产生多种自身抗体，导致病理损伤。在 SLE 患者，多表现为血清 IL-4、IL-10 显著升高，IL-2、INF-γ 显著降低，而重症患者也有 IL-2、INF-γ 升高的报道。

动物实验研究表明在疾病的不同阶段，Th 细胞功能的失衡也不尽相同，发病早期 Th2 占优势，随病情发展和恶化，Th1 占优势。另外在发病早期，将人的 IL-2 基因重组后导入 MRL/lpr 狼疮鼠，小鼠肾脏病变减轻，表明是 Th2 占优势。在重症 MRL 狼疮鼠系，其 IFN-γ 与 IL-4、IL-10 的比值明显升高，表明疾病加重时 Th1 细胞占优势。

4. 细胞因子与细胞凋亡的关系

关于细胞因子对细胞凋亡影响的研究，Magara 等报道 IL-2 可促进慢性 B 淋巴细胞性白血病（B-CLL）细胞膜上 Fas 跨膜蛋白的表达，而 Fas 的表达增强后，即可诱导 B 细胞发生凋亡。Qtani 等报道 IL-2 可促进造血细胞中 Bcl-2 的转录，从而抑制细胞凋亡。IL-2 持续存在可激活 T 细胞克隆扩增和防止凋亡，IL-2 可以上调 Bcl-2 的表达而防止细胞凋亡。也有些实验结果发现，IL-2 对细胞凋亡无影响。

IFN-γ 诱导细胞凋亡的机制也是通过诱生 Fas 这种跨膜蛋白分子而实现的。而 IL-4 可抑制小鼠骨髓基质细胞的凋亡；IL-10 对细胞凋亡的调节作用则因细胞类型而异；IL-18 可选择性激活 FasL 介导的 Th1 细胞的细胞毒效应，与 T、B 细胞凋亡发生有密切关系。Cohen 等研究表明缺少细胞膜酪氨酸激酶 C-mer 的小鼠影响巨噬细胞细胞因子对凋亡细胞的吞噬功能，可发展为狼疮样病变。

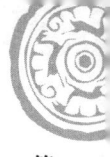

总之，狼疮性肾炎与细胞凋亡、凋亡调控基因及细胞因子关系密切，深入研究其相互作用的机制将对揭示狼疮性肾炎的发病机制并实施有效治疗具有重大意义。

作者：陈扬荣　摘自《陈扬荣医论精要》，中医古籍出版社 2005 年出版

淋证辨治经验

历代诸家均倡导湿热蕴结下焦、肾与膀胱气化不利是淋证的病因病机。陈扬荣在历代医家对淋证认识的基础上，结合福建特征性气候及人体体质，总结出淋证以湿热毒邪为病机之关键，肾虚为病变之本。在治疗上，强调辨证论治，并认为应"动态辨证"，不可固守单一证型，要注意各淋证之间的交叉，从多方面入手，同时又强调抓主要矛盾，认为在疾病的不同阶段，根据患者所苦、所急，或治其本，或治其标，或标本同时兼顾，均为治病求本之治。

在肾盂肾炎的治疗上，陈扬荣将其分为 3 期：急性期分"上感型"和"胃肠型"两类；中期以尿频、尿急、尿痛为主；慢性期以腰酸痛为主，有肾阴不足、脾肾两虚等不同。慢性肾盂肾炎出现低热是虚证，不可当实证治疗。总以患者体质、症状、化验指标合参。间歇期从肾治本，有方有守，积量变到质变。

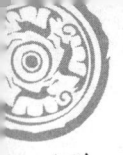
陈扬荣教授辨治淋证经验

对于治疗淋证，陈扬荣积累了丰富的临床经验，并取得了较好的疗效，现论述如下。

（一）病因病机

对于淋证的病因病机，历代诸家均倡导湿热蕴结下焦、肾与膀胱气化不利，陈教授在历代医家对淋证认识的基础上，结合当地特征性气候及人体体质，总结出淋证以湿热毒邪为病机之关键，肾虚为病变之本。

1.湿热毒邪为病机关键

福建地处我国东南沿海地带，属亚热带海洋性季风气候，四季温暖湿润，雨量丰沛，近年来常出现"热岛效应"，故气候湿热。久居潮湿而炎热的气候环境中，人群易酿湿热，此为外湿；而在此自然环境下，当地居民偏嗜甜食，过度饮酒，恣食生冷、炙烤、辛辣等湿热之物亦成趋势，饮食不节则水湿、食滞内停，此为内湿。内、外湿相合，脾胃受害，运化失常，"内伤脾胃，百病由生"，故肺、脾、肾及三焦等多脏腑功能失调，津液输布障碍，致湿浊内生，湿性黏滞，久而化热，湿热相合则胶着难化，邪毒内蕴，下趋注于膀胱发为淋证。正如明代方隅在《医林绳墨》中所说的"湿热者，因湿而生热也，脾土为病也……小便黄浊"，故陈教授认为湿浊、热毒之邪为淋证病机之关键，是淋证发生、发展、迁延的重要因素。

2.肾虚为病变之本

陈教授常言："人体有虚，故而得病。"所谓"至虚之处便是容邪之

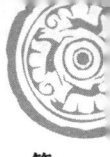

所"，故认为淋证以肾虚为病变之本。一方面，淋证与肾脏相关。肾为水脏，主水液代谢，是职司和调节水液代谢的主要脏器，与膀胱相属络。膀胱则贮存和排泄尿液，而尿液的生成及排泄依赖肾气、肾之阴阳的协调作用，二者功能正常，则清浊可分，清者回收，浊者排泄。若肾虚失其分清别浊的功能，膀胱开合失司，则可致尿频、尿急、尿不尽感等小便异常的病症。由此可知，膀胱、尿液的病变，均与肾有关。另一方面，肾虚则易致淋。《黄帝内经》言："盖无虚，故邪不能独伤人。"指出当人体阴平阳秘时，病邪难侵，即使侵袭致病，亦轻浅易愈，正应"正足邪自去""邪去正自安"之语；而当人体正气不足，难抗邪气时，则发病，即"言气所虚之处，邪必凑之"，说明受病之先，必定是在人体正气先有不足之处。故肾虚水液代谢障碍，蒸化水气不能，致湿邪渐生，日久蕴热，二者胶着犯于下焦，耗液伤阴，使虚者益虚，久淋不愈，反复发作。由此可见，淋证的发病、预后与肾虚相关。

（二）诊疗特色

1. 强调动态辨证

陈教授临证强调辨证论治，并认为应"动态辨证"，不可固守单一证型，要注意各淋证之间的交叉，从多方面入手，同时又强调抓主要矛盾，认为在疾病的不同阶段，根据患者所苦、所急，或治其本，或治其标，或标本同时兼顾，均为治病求本之治。

淋证类别有六淋之分，证候有虚实之别，病情有标本缓急之主次。故临床辨证时应首先区分"热淋、血淋、气淋、石淋、膏淋、劳淋"之类别。继则应审察其证候之虚实，通过虚实辨证可以了解病体的邪正盛衰，辨别疾

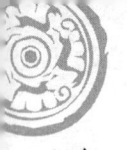

病的性质，更好地指导处方用药。陈教授在淋证的临床辨治中，十分强调虚实辨证。再则应辨淋证标本缓急之主次，淋证患者病情复杂多样，故在治疗淋证时，陈教授强调运用标本理论，分清疾病标本主次，明辨病情缓急，抓住疾病的主要矛盾。他认为，复杂病证往往存在多种矛盾，在疾病的发展过程中，有时次要矛盾可上升为主要矛盾，或旧矛盾尚未解决又出现新矛盾，故临证中区分标病与本病的缓急主次，有利于从复杂的病变中抓住关键，做到治病求本。

2. 辨治用药

在治疗上，陈教授遵张景岳"凡热者宜清，涩者宜利，下陷者宜升提，虚者宜补，阳气不固者宜温补命门"的治疗原则，时时告诫不可囿于古之忌汗、忌补之说，犯虚虚实实之戒。强调淋证病情复杂，临证时应心有定见，有方有守，积量变到质变，不可朝更夕改。同时也强调不可一味利尿通淋，以免津伤阴耗，变生他证；避免过用苦寒，以免胃败而病难痊愈，故在湿热毒邪去其大半时，应顾护其胃气，常予茯苓、薏苡仁等甘淡之品，既可健脾助运，又可利湿通淋，两擅其用。

陈教授治疗热淋常用八正散合六一散加减，湿重者，加二妙、四妙之类；热毒盛者，加冬葵子、蒲公英、金银花；若兼有气滞者，加青皮、元胡、川楝子等；治疗血淋分虚实，实证常用小蓟饮子合六一散加减，常大蓟、小蓟同用；血淋虚证，常用六味地黄丸加减，多生地黄、熟地黄同用，有瘀血征象，加牛膝化瘀止血；肾阴不足者，加二至丸滋阴补肾；久病气虚不摄者，加黄芪、党参益气摄血。尤在泾认为"散热利小便，只能治热淋、血淋而已。其膏沙石淋，必须开郁行气，破血滋阴方可"，故陈教授在治疗石淋时常用自拟三金排石散加减，每获良效。瘀血阻滞较明显者加入僵蚕、

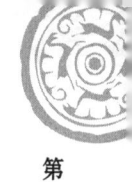

蝉蜕、水蛭活血通络；湿热较重者，加四妙散。对于临床上砂石直径较大或结石形态不规整、棱角锐利的患者，建议以体外碎石或手术治疗为主。治疗膏淋常以清利湿热为法，辅以分清别浊，多以草薢分清饮加减。小腹胀，尿涩痛，淋沥不畅者，加乌药、青皮疏利肝气；肾虚者，加枸杞子、续断、覆盆子补益肝肾。气淋亦分虚实两治，实证多用乌药汤加减；气淋虚证，多用金锁固金丸加减。若肝郁化火，加栀子、黄芩清热泻火；胁肋胀痛者，加元胡、郁金疏肝理气。劳淋治疗上遵"虚则补之"之则，大补元气，益肾填精，以助膀胱气化，以六味地黄汤加减。若腰痛，加杜仲、桑寄生、枸杞子、续断补肾强腰；若阳虚明显者，加仙茅、淫羊藿温肾暖阳。

3. 常用药对

（1）瞿麦 / 萹蓄

瞿麦苦寒沉降，性滑利，善利小肠而导热下行，能利小便，通淋闭，化湿热。黄元御谓其"利水而开癃闭，泻热而清膀胱"，《本草正义》认为："凡下焦湿热疼痛诸病，皆可用之。"萹蓄亦善下行利水，清膀胱湿热；二药伍用，清热通淋止痛效佳。陈教授常用治湿热淋浊，小便不利，热淋涩痛。

（2）草薢 / 益智仁

草薢善分利清浊，益智仁善补肾固精缩尿，一以分利为要，一以固摄为主，一涩一利，相互制约，可固下元，利小便，祛湿浊。陈教授多用于膏淋，或小便虽不白浊，但频数者，或年老膀胱气化不利，夜尿频多者。

（3）白茅根 / 琥珀

白茅根，甘，寒，善清血分之热，具有凉血止血、利尿通淋之功。琥珀，味甘、淡，性平，有镇惊安神、散瘀止血、利水通淋的作用。《名医别

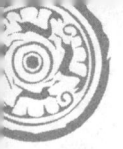

录》谓其能"主安五脏，定魂魄，消瘀血，通五淋"。淋证久病不愈，患者情志多抑郁，故而陈教授亦取其安神定志之用，可安抚患者的情绪。二药配伍，淡渗行水，凉血止血。陈教授常二药伍用于血淋，或热淋兼见尿色红赤，或夹有血块者，为陈教授疏利下焦常用药对。

（4）大蓟/小蓟

大蓟，性寒、凉降，凉血止血、散瘀消肿之力强；而小蓟，亦能凉血止血，兼能利尿通淋，清利膀胱湿热，故尤长于治血尿、血淋。《本草求原》言："大蓟、小蓟二味根、叶，俱苦甘气平，能升能降，能破血，又能止血。"二药均具有止血而不留瘀的特点，相互配伍，凉血止血、利尿通淋，可用于血热出血的下焦病证。

（5）蒲公英/野菊花

蒲公英，苦、甘，性寒，清热利尿通淋作用较佳，《本草备要》评价其"为通淋妙品"，《滇南本草》言其"止小便血，治五淋癃闭，利膀胱"。临证中，见热毒甚者，陈教授常配伍野菊花，野菊花性凉，清热解毒力强，二药合用清热解毒之功益彰。

（6）滑石/甘草

滑石，味甘、淡，性寒，质重而滑，李时珍释其名曰："滑石性滑利窍，其质又滑腻，故以名之。"其可下利膀胱水道，除三焦内蕴之热，使湿热之邪从小便而出，为利下窍之要药；少佐甘草泻火解毒，和其中气，并可缓和滑石寒之性。二药相配，共奏清热利水通淋之效，使内蕴之湿从下而泄，则热可退，淋可通。陈教授应用于淋证时，遵"六一"的比例配伍，以6份质重寒滑的滑石与1份甘缓和中的甘草相配，渗湿利水，通利膀胱，故能清热利水通淋，使清热而不留湿，利水而不伤正，治一切砂石诸淋。

（7）生地黄／熟地黄

生地黄，甘、苦，甘能养阴生津，苦能泄热，善走血分，偏于凉血，功专滋阴清热、凉血止血。熟地黄，甘，微温，该药味厚气薄，质地滋腻，能补五脏之真阴，为滋阴补肾、益精填髓之要药。二药参合，善补真水，清热凉血，滋阴生津，补肾填精之力益彰。

（8）木香／枳壳

木香，气味芳香，能升降诸气，为宣通上下、畅利三焦气滞的要药，可行气止痛。枳壳，理气宽中，行滞消胀。二药相伍，理气行滞，临证常用治气淋、石淋，伴有小腹胀痛。

（三）验案举隅

热淋案

姜某某，女，25 岁，2017 年 9 月 27 日初诊。

1 周前无明显诱因出现尿频、尿急、尿不尽感，尿道灼热、疼痛，伴腰酸，查尿常规示，隐血（3+），红细胞 33/μL。舌红苔黄，脉滑数。

辨病：热淋。

辨　　证：湿热蕴结下焦。

治　　法：清热利湿通淋。

方　　药：八正散加减。

瞿麦 10g，萹蓄 10g，大蓟 10g，生地黄 12g，车前草 12g，淡竹叶 10g，蒲公英 12g，野菊花 10g，炒栀子 10g，黄芩 10g，滑石 24g，乌药 10g，山茱萸 12g，白茅根 10g，甘草 4g。

7 剂，水煎服，日 1 剂，分早晚 2 次服用。

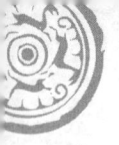

二诊（2017年10月11日）：患者诉药后尿频急、灼热疼痛症状减轻，复查尿常规，隐血（1+），红细胞8.9/μL，守方加牛膝10g。

三诊（2017年10月30日）：患者诉药后症状好转，复查尿常规正常，守方巩固。

　　根据患者症状，辨为淋证之热淋无虞。患者急性起病，为实证。湿热毒邪蕴结下焦，故见尿频、尿急、尿不尽感，尿道灼热、疼痛，此为主要矛盾；热灼血络，故尿常规中见潜血；病位在肾与膀胱，腰为肾之府，故可伴见腰酸，二者为次要矛盾。故治疗上以清热解毒、利湿通淋为主，兼以凉血止血。予瞿麦、萹蓄、生地黄、车前草、滑石、甘草清热利湿通淋，清下焦之热；蒲公英、野菊花清热解毒，淡竹叶、黄芩清上焦之热；炒栀子清三焦之热；大蓟、茅根凉血止血，乌药、山茱萸防苦寒药物利水伤阴。诸药合用，清热、利湿、通淋。药后患者尿频急、尿道灼热疼痛感减轻，故二诊守方，加牛膝引热从小便而出，兼补肝肾，利水而不伤正。症状好转后，因淋证易反复，故予守方巩固。

作者：李兰芳、吴竞、陈扬荣　摘自《亚太传统医药》2019年4期

┤ 治疗肾盂肾炎点滴体会 ├

多年来我们在临床上治疗肾盂肾炎，大体分3期。

急性期有两类型：①"上感型"，起病时咽痛、鼻塞、发热等症状，继而出现尿路症状，治宜清热通淋，用银翘散合八正散加减；②"胃肠型"，症见寒热较重，恶心、呕吐、尿频、尿急、尿痛，治宜调和肠胃，清利湿热，用小柴胡汤、草薢分清饮合八正散加减。

中期以尿频、尿急、尿痛为主，伴有腰酸痛，治以清利为功，虑清利

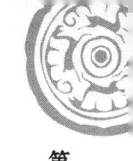

药多苦寒，易伤脾胃，常加白术、茯苓、神曲之品以健脾胃之气。

慢性期腰酸痛症状，本虚现象显露，宜辨清。属肾阴不足的，宜滋阴清热，用六味地黄丸加减；属脾肾两虚的，宜健脾补肾，用肾气丸、香砂六君丸加减。慢性肾盂肾炎出现低热是虚证，不可当实证治疗。《黄帝内经》曰："大实有羸状，至虚有盛候。"

总体认为是湿热，所以从急性期直至慢性期，都治以清利，有时一法到底，有时改弦易辙，但在不适应时亦有不用或少用，如遇外感。总以患者体质、症状、化验指标合参。尿中段培养常见有大肠杆菌、葡萄球菌等感染，我们采用辨证论治加有效方药治疗。如柴胡、黄柏、五味子、车前子有抑制大肠杆菌作用，治疗由大肠杆菌感染而引起的病症，临床效果较好；五味消毒饮治疗金黄色葡萄球菌所致败血症有效，治疗葡萄球菌感染引起的肾盂肾炎，亦收到效果，中段尿培养较快转阴，临床上结合使用，确实有提高疗效，但不能偏废辨证论治之原则。

间歇期从肾治本，不可遗弃，以丸剂图之，极为重要，可减少复发，虽有复发，然间歇延长，所以应有方有守，积量变到质变。

病例介绍：

张某某，女，24岁。

恶寒发热，咽痛腰痛，全身不适，尿频尿急，尿道灼痛，小便量少，色黄浑浊，舌苔黄腻，脉濡滑而数。

检　　查：体温38.4℃，右侧肾区叩击痛。

血常规示，白细胞12400（中性粒细胞百分数82%）。尿检示，蛋白（1+），白细胞（3+），红细胞（2+）。尿培养示，大肠杆菌生长。

西医诊断：急性肾盂肾炎。

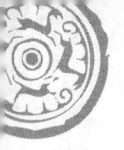

中医辨证：湿热蕴蒸，下注膀胱。

治　　法：清热利湿，利水通淋。

处　　方：金银花12g，瞿麦12g，萹蓄12g，板蓝根12g，大蓟12g，小蓟12g，连翘9g，竹叶5g，白茅根24g，海金沙15g，蒲公英15g，六一散30g。

二　　诊：上方服2剂，恶寒发热除，咽痛消失，尿量稍增，排尿较畅，余症如前。

处　　方：瞿麦12g，萆薢12g，萹蓄12g，车前子12g，白茅根24g，黄柏9g，五味子9g，柴胡9g，蒲公英15g，海金沙15g。

三　　诊：药服6剂，症状显著好转，尿常规、尿培养阴性，前方再予4剂。

作者：陈扬荣　摘自《福建中医药》1982年3期

｜小议肾无实证｜

关于肾实证颇少论及，即使个别学者对古医籍在理论上进行探析，因缺乏临床验证，亦未引起人们的重视。多数学者至今遵循肾无实证，从不受邪，肾脏之疾，病理上只有肾阴虚、肾阳虚的理论，在治疗上有补无泻，持此看法，确有美中不足之处。由于长期受"肾无实证"的影响，似乎肾不受邪，这样肾脏就成为永远不受邪犯之地，实际上恰恰相反。

肾实证是客观存在的，有关肾实的论述，古代医书早有记载。《灵枢·本神》曰："肾气虚则厥，实则胀。"《景岳全书》谓："肾实者，多下焦……壅闭，或痛或胀或热，盛于二便。"《河间六书》指出："肾实精不运……利肾汤主之。"由此可见，肾实证既有理论依据，又有症状的描

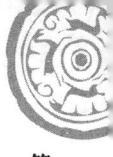

述，也有治则、方药的记载。张元素在《医学启源》中说："肾本无实，本不可泻……无泻肾之药。"又云："知母泻肾经火"，"肾，虚则熟地黄、黄柏补之，泻以泽泻之咸"，岂不虚实并论吗？"肾无泻法"之说更不符合临床实际。笔者认为肾有虚证，也有实证。兹举临床验案，以作佐证。

例一：

李某某，男，43 岁。1976 年 12 月 8 日初诊。

患者左腰背酸痛，左下腹疼痛向腹股沟部放射，痛时弯腰难忍，口微苦，舌质偏红，苔薄黄，脉弦紧。

尿检示，蛋白少许，红细胞（3+）。行尿路平片（Plain film of kidneg-ureter-bladder，KUB）检查示结石约 0.6cm × 0.4cm。

西医诊断：肾结石。

中医辨证：湿热蕴积，凝结成石。

治　　法：清热利湿，通淋利水。

处　　方：金钱草 30g，石韦 24g，冬葵子 15g，王不留行 12g，瞿麦 9g，萹蓄 9g，木香 6 g，白茅根 30g，滑石 15g，鸡内金 9g，牛膝 15g，海金沙 15g，猫须草 30g。

药服 40 余剂，突感腹痛加重，行平片 KUB 复查，结石移至输尿管。照上方去木香加泽泻 15g，大黄 9g（后下），连服 3 剂时，自觉尿道涩痛，汗出，后突感排尿痛快。2 天后复查 X 线片，未见明显阳性结石。上方去大黄、王不留行、白茅根，加墨旱莲 9g，续断 9g，续服 4 剂。

　　　本例系岳美中重用通淋利水药治肾结石的验案。本病病机是湿热蕴积于肾，凝结成石，病位在肾，其症状不伴肾虚兼症，但有有形之邪结，临床殊难定为肾虚，该属肾实，论治法清热利湿，重用

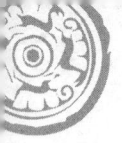

通淋利水药排石，选用方药与治法相符，故能获效。

例二：

林某某，男，37岁。1984年4月27日初诊。

患者无性交则遗精，性欲亢进；性交时不排精，阳强不易倒，龟头发胀。伴有烦躁，失眠，口苦，舌淡红，苔薄黄腻，脉弦有力。

辨　　证：肝木横强，肾实之证。

处　　方：龙胆泻肝汤加减。

泽泻15g，龙胆草6g，柴胡6g，车前子9g，木通6g，生地黄9g，炒栀子9g，黄芩9g，当归3g，知母12g，甘草3g。

药服7剂，诸症消失，性交正常。

　　　　本例性交不排精，阳强不易倒，貌似肾虚，实乃肾实之候，采用"实则泻其子"的治法，用龙胆泻肝汤加知母，重用泽泻，以泻肝又泻肾，取得显效。

例三：

林某某，女，34岁。1986年9月10日初诊。

患者畏冷、发热（体温38.7℃），尿频，尿急，尿痛，口苦且干，腰部酸痛，小便短赤，舌淡红，苔薄黄，脉弦滑。小便常规检查示，白细胞（4+），红细胞（2+），蛋白少许。血常规检查示，白细胞16.8×10^9/L，中性粒细胞百分数83%。

辨　　证：肾中湿热，膀胱不利。

治　　法：清热利湿，通淋利水。

处　　方：金银花15g，蒲公英18g，瞿麦9g，萹蓄9g，猫须草30g，赤小豆15g，车前草15g，大蓟15g，小蓟15g，泽泻9g，牛膝6g，茯苓

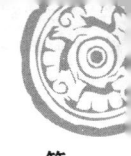

12g。3剂。

药后畏冷发热已除，尿频尿急均减，前方加薏苡仁 15g，再服 3 剂，小便常规检查正常。

　　肾为水脏与膀胱相表里，由于习惯理论影响，认为"肾无实证"，若云其属"实证"，不是笼统以下焦代之，就是诿于膀胱，"巧圆其说"，自然欠妥。本例病机，如直言肾中湿热，治以清热化湿、通淋利水，似乎较为中肯。

作者：陈扬荣　摘自《福建中医药》1991 年 1 期

糖尿病肾病诊治经验

糖尿病属中医"消渴"范畴。陈扬荣认为，临床上消渴病多因酷嗜辛辣厚味之品，胃热灼脾，迫使脾阴输泄无度所致。故本病临床多见热盛伤阴之证，且阴虚与燥热互为因果，病初虽有上、中、下三消之不同，其始虽异，其终则同。

糖尿病论治早期当以养阴清热泻火为主，肺肾兼治；中期当统用养阳益气为主，顾及脾胃；末期则针对阴阳俱虚证疾采取相应施治。据水亏不制火的病机，以养阴为主法。但阴损及阳，致火不化水者，则当兼顾肾阳。

在糖尿病肾病诊治方面，陈老认为其根本病机主要在于"本虚标实"，多以脾肾两虚为本，常常累及心、肝、肺诸脏；瘀血则多为标实之证。陈老

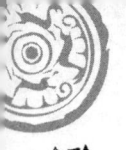

在治疗该病时，多从益肾健脾、活血化瘀入手，创立了陈氏降浊方、陈氏益肾健脾汤等系列有效方剂。陈老认为虫类药物大多为血肉有情之品，具有益肾固本的作用，且药性大多偏辛、咸，辛能通络，咸能软坚，多具有搜风剔络、软坚散结、活血化瘀等功效。因此，其常常在辨证治疗的基础上，加用水蛭、白僵蚕、地龙等虫类药加强活血化瘀、益肾固本功效。

相关论文

中医治疗糖尿病的管见

糖尿病属中医"消渴"范畴。古代医学对其病因、病理论述甚详。多认为燥热损伤肺、胃、肾之阴液而形成本病。但张景岳认为中消，病在脾胃；朱丹溪认为"酒面无节……脏腑生热"。临床上消渴病多因酷嗜炙煿，胃热灼脾，迫使脾阴输泄无度所致。胃为燥金，脾为湿土，胃需脾阴之濡，脾需胃阳之煦，若恣食肥甘或纵欲损泄肾阴，或肝郁化火以致胃火亢盛，灼伤脾阴，胃失其润则火益炽，胃阴伤，胃热盛，胃热则消谷善饥。故本病临床多见热盛伤阴之证，且阴虚与燥热互为因果，病初虽有上、中、下三消之不同，其始虽异，其终则同。病久多见三焦俱病，三消合一之证，及至晚期，阴损及阳，始显阳阴两伤之候。

糖尿病患者主要症状为多饮、多食、多尿、消瘦，此外还有疲倦无力，四肢沉重、麻木，腰酸背疼，皮肤瘙痒，手足心热，视物不清，阳痿，闭经等症状。临床诊断有因"三多"症状不明显未被发现者；有因视力减退或患牙周炎，皮肤疖、痈而始被确诊为本病者；有妇女因生过巨大婴儿而被发现有糖尿病者；有老年体胖，易饥、心慌、多汗、手抖等低血糖症状，经查空

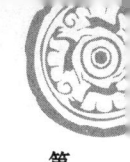

腹血糖，确诊糖尿病者；也有因症状较轻，长期被忽视者。糖尿病是一种病情比较复杂，变化较快，又不易治愈的慢性病。

论治早期当以养阴、清热、泻火为主，肺肾兼治；中期当统用养阳益气为主，顾及脾胃，若见大饥大渴，则谨防寒凉太过；末期则针对阴阳俱虚证疾采取相应施治。据水亏不制火的病机，以养阴为主法。但阴损及阳，致火不化水者，则当兼顾肾阳，水欲其升，火欲其降，方能水火既济，法宜阴中求阳。六味填肾阴，桂、附以助肾阳，用金匮肾气丸，正所谓"益火之源以消阴翳"之法。以阳气虚衰，不能蒸动肾水，当温阳以蒸肾水，此时清热降火之剂则当慎用，法忌苦寒直折。气能化津，还当重用参芪益气诸品。

一般中、晚期常用下方：生地黄 30g，熟地黄 30g，天冬 12g，麦冬 12g，党参 30g，当归 9 g，山茱萸 12g，菟丝子 30g，玄参 12g，黄芪 30g，茯苓 12g，泽泻 12g。

阳明热甚，尚口渴者加白虎汤或川黄连以清胃泻火。余如石斛、天花粉、葛根、乌梅、五味子诸品可随证选用。

末期阳虚者可用金匮肾气丸之类，其中桂枝、附子可各用至 10g。腹胀者，加厚朴；腹泻者，增茯苓、泽泻，去生地黄，减熟地黄；兼见高血压者，加杜仲、牛膝；有冠心病者，加瓜蒌、薤白、煮半夏。控制饮食甚为重要，大量地黄可减少食量。

古人虽有上、中、下三消之分，但在临床上往往三焦俱病，不必拘泥，本以上治则即可。

糖尿病病程较长，容易反复。目前采用的治疗方法有多种，如中医治疗、口服降糖药治疗、胰岛素治疗等。但对于饮食调治，尤为重视，特别是患者要进行比较严格和较长期、适当的饮食控制。祖国医学数千年来一直把

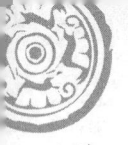
饮食限制当作治疗本病最重要的方法之一，唐代《备急千金要方》载："治之愈否，属在病者。若能如方节慎，旬月可瘳，不自爱惜，死不旋踵……其所慎者三：一饮酒，二房室，三咸食及面。能慎此者，虽不服药而自可无也。不如此者，纵有金丹，亦不可救，深思慎之。"此外，我国传统医学也很重视本病患者的精神因素和体力活动，告诫患者"不节喜怒，病虽愈而可以复发"。精神紧张如焦急、忧虑、发怒、恐惧等精神因素能使病情加重。这是由于肾上腺素及肾上腺皮质激素分泌增多，交感神经兴奋增高，因而血糖升高，且脂肪分解加速，血中脂肪酸增多，可产生酮症。因此，要求患者思想乐观，心胸宽广，冷静处事。体力活动对糖尿病患者是有利的，可以进行适量的体力活动，但不要过于劳累。同时要注意和积极防治各种并发症以及矫正肥胖。总之，在临床上，糖尿病患者在治疗过程中，应经常观察病情的变化，灵活调整治疗措施。

作者：陈扬荣　摘自《福建中医药》1992 年 5 期

陈氏降浊方对脾肾气虚夹瘀型糖尿病肾病（CKD 3a 期）患者临床疗效及尿 CTGF、血清 HGF 的影响

糖尿病肾病（diabetic kidney disease，DKD）是糖尿病发展而来常见的，最重要的慢性并发症之一，至今已逐渐成为终末期肾脏疾病（end stage renal disease，ESRD）的重要病因。近年来，研究发现，DKD 的发生与发展主要与组织间的细胞因子调控失衡有关。DKD 归属我国传统医学"下消""肾消""水肿""肾络"等范畴。该病病机主要是"本虚标实"。虚主要以脾肾两虚为主，实多为湿浊、瘀血等证。脾虚则运化失职，湿浊内停；肾虚则失于气化，不能制水。逐渐产生湿、瘀、浊等病理产物。因此，益肾健脾、

祛浊化瘀是临床上治疗 DKD 的重要治法之一。

陈氏降浊方是全国名老中医传承工作室专家陈扬荣教授 50 多年临床用药经验所总结出的经验方，以补益脾肾、祛浊化瘀为治法，主要由生黄芪、山药、怀牛膝、茯苓、白僵蚕等组合而成。该方已经在临床上应用了 50 余年，具有良好的疗效。本研究通过观察对照组和观察组治疗前后血肌酐、肾小球滤过率、24h 尿蛋白定量、血脂、血糖及尿 CTGF、血清 HGF 等指标的变化，对比两组治疗前后的中医证候积分及相关指标的变化，研究陈氏降浊方对糖尿病肾病（CKD 3a 期）患者的临床疗效，探讨其治疗 DKD 的可能作用机制。

（一）资料与方法

1. 一般资料

本次观察脾肾气虚夹瘀型糖尿病肾病（CKD 3a 期）的患者根据简单随机分组法，分为对照组 32 例，观察组 32 例。源于 2018 年 1 月至 2019 年 1 月福建中医药大学附属人民医院内分泌、肾内科门诊及住院的患者，共纳入 64 例。

2. 诊断标准

（1）2 型糖尿病及糖尿病肾病、慢性肾脏病的诊断标准

2 型糖尿病的诊断标准：参考《中国 2 型糖尿病防治指南》（2013 版），其是由中华医学会糖尿病分会中所提到的糖尿病的诊断标准。

糖尿病肾病的诊断标准：依据 2014 年版《糖尿病肾病防治专家共识》，其是由中华医学会糖尿病学分会微血管并发症组建议。

慢性肾脏病（CKD）的分期标准：参考 2012 年《KDIGO 指南》。

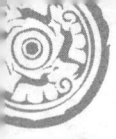
（2）中医辨证分型标准

参考《中药新药治疗慢性肾功能衰竭的临床研究指导原则》。

①脾肾气虚（本证）

主症：气短懒言，腰膝酸软，倦怠乏力，食少纳呆。

次症：脘腹胀满，大便不实，口淡不渴。

舌脉：舌淡且有齿痕，脉沉细。

②瘀证（兼证）

主症：面色晦暗，腰痛。

次症：肌肤甲错，四肢麻木。

舌脉：舌质紫暗或有瘀斑瘀点，脉涩或细涩。

若符合本证的主症 1 项和次症 1 项或以上，兼证符合主症或次症其中任 1 项或以上，辨证方可成立。证候临床表现依据无、轻、中、重度计 0、1、2、3 分，主证翻倍，其累计分数为总积分，并分别计算治疗前后中医证候总积分。

3. 纳入标准

（1）符合西医 DKD 诊断标准，诊断为 DKD 的患者年龄在 18~70 周岁。

（2）符合 2012 年《KDIGO 指南》CKD 3a 期标准者。

（3）符合中医辨证为脾肾气虚夹瘀型的患者。

（4）知情并同意加入研究的患者。

4. 病例排除标准

（1）有结核病史，处于发热、泌尿系统感染及其他系统感染等急性期者。

（2）严重心血管疾病（心电图检查和 / 或超声心动图检查有病理性的异常）、肝功能数值异常升高大于 2 倍以上者。

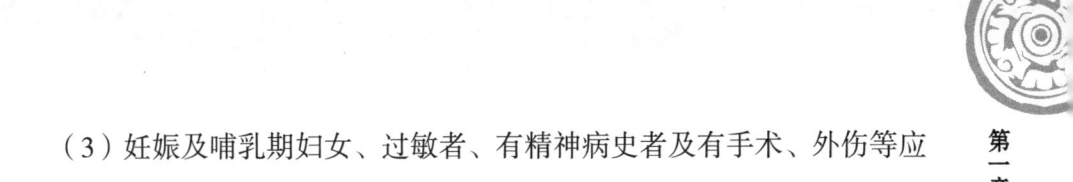

（3）妊娠及哺乳期妇女、过敏者、有精神病史者及有手术、外伤等应激情况的患者。

（4）存在导致肾功能急剧下降及有效血容量的不足等。

5.治疗方法

将患者采用简单随机分组法分为对照组和观察组各32例。对照组采用单纯西药基础治疗；观察组采用西药基础治疗结合陈氏降浊方治疗。

（1）西药基础治疗

①生活方式干预。对所有患者进行糖尿病知识普及，在治疗期间应戒烟酒；应配合规律饮食、适当运动、控制体重等治疗。

②饮食治疗。糖尿病饮食，严格限制钠盐摄入。患者应优质低蛋白饮食，蛋白质摄入量控制在 0.6~0.8g/d，若蛋白摄入量 ≤ 0.6g/d，可酌情适当补充复方 α－酮酸。

③血糖控制目标。糖化血红蛋白不超过 7%，首选胰岛素注射控制血糖，口服降糖药物选择经肾脏排泄较少的降糖药。

④严格控制血压。血压靶目标为 130/80mmHg。首选血管紧张素酶抑制剂（ACEI）盐酸贝那普利 10mg，每日 1 次。如患者不耐受，改选血管紧张素受体阻滞药（ARB）缬沙坦 80mg，每日 1 次，降压治疗。如血压未达标，可联合钙通道阻滞剂类硝苯地平控释片 30mg，每日 1 次。若血压仍未达标时，可选择如 α 受体阻滞剂、β 受体阻滞剂这类别的降压药。

⑤纠正脂质代谢紊乱。血脂干预治疗切点：血 LDL-C > 3.38mmol/L，甘油三酯（TG）> 2.26mmol/L。具体用药为首选口服他汀类药物，立普妥（阿托伐他汀钙片）20mg，每晚 1 次；以 TG 升高为主的可首选贝特类降脂药苯扎贝特 0.2g，每日 2 次。

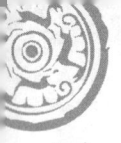
（2）陈氏降浊方

中药陈氏降浊方，主要药物组成为黄芪 30g、山药 10g、怀牛膝 10g、山茱萸 10g、茯苓 15g、薏苡仁 15g、车前子 10g、芡实 15g、水蛭 10g、白术 10g、白僵蚕 10g。

两组疗程均为 60d，所有指标在治疗前后均应各检测 1 次。

6. 疗效指标

血肌酐（Scr）、肾小球滤过率（GFR）、空腹血糖（FBG）、糖化血红蛋白（HbA1c）、24h 尿蛋白定量（24h Upro）、血脂（TG、TC、LDL-C）、尿 CTGF、血 HGF。于治疗前后 60d 各检测 1 次，并每 2 周随访 1 次。GFR 采用 CKD-EPI 方程公式。

7. 疗效评价

（1）临床疗效判定标准

根据《中药新药临床研究指导原则》中"消渴病（糖尿病）及慢性肾衰竭"临床疗效评价标准。

（2）中医疗效判定标准

根据《糖尿病肾病诊断、辨证分型及疗效评定标准（2007 试行方案）》中疗效评价标准。

8. 统计学处理

运用 SPSS 22.0 软件对本课题数据进行处理和分析，同组治疗前后比较，若符合正态分布的采用配对 t 检验，不符合正态分布的采用秩和检验；不同组治疗前后比较，符合正态分布的采用独立样本 t 检验，不符合正态分布的采用秩和检验。等级资料采用秩和检验，计数资料的对比采用卡方检验；相关性分析，若符合正态分布，采用直线相关 Pearson 相关分析，若不符合正态分布，则采用等级相关 Spearman 相关分析，以 $P < 0.05$ 为差别具有统计学意义。

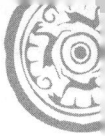

（二）结果

1. 性别、年龄、病程、BMI 分析

表 1-6-1　两组患者一般资料分析表（$\bar{x} \pm s$）

	对照组	观察组	P
性别（男／女）	15/16	14/17	0.799
年龄／岁	54.84±6.94	54.52±7.33	0.859
DKD 病程／年	13.06±3.97	12.48±4.79	0.605
BMI（kg/m^2）	24.52±1.36	24.26±1.18	0.429

注：①两组患者治疗前性别比较用卡方检验，经检验 $\chi^2 = 0.065$，$P > 0.05$，差异无统计学差异，脱落后两组均具有可比性。②两组患者治疗前年龄、糖尿病病程情况、BMI 比较用独立样本 t 检验，经检验，$P > 0.05$，均无统计学差异，具有可比性。

2. 两组患者治疗前临床生化指标水平比较

表 1-6-2　对照组、观察组患者治疗前临床生化指标水平比较（$\bar{x} \pm s$）

	对照组	观察组	P
FGB/mmol·L^{-1}	8.39±1.32	8.33±1.23	0.859
HbAlc	7.50%±1.13%	7.52%±0.95%	0.942
TC/mmmol·L^{-1}	5.10±1.04	5.21±0.92	0.651
TG/mmmol·L^{-1}	2.61±0.77	2.58±0.78	0.881
LDL-C/mmmol·L^{-1}	3.12±0.48	3.14±0.34	0.789
24hUpro/g·d^{-1}	2.16±0.53	2.14±0.56	0.866
GFR/mL·min^{-1}	49.12±3.96	48.98±3.85	0.890
Scr/mmol·L^{-1}	136.51±15.85	136.95±17.74	0.917

注：对照组和观察组治疗前各临床指标比较分析，均 $P > 0.05$，无统计学差异，具有可比性。

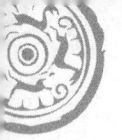

3. 对照组、观察组患者治疗前后各临床生化指标水平比较

表 1-6-3　两组患者治疗前后血糖的比较（$\bar{x} \pm s$）

	对照组		观察组	
	治疗前	治疗后	治疗前	治疗后
FGB/mmol・L^{-1}	8.39±1.32	7.64±1.25▲	8.33±1.23	7.54±1.18▲☆
HbAlc	7.50%±1.13%	7.35%±1.14%▲	7.52%±0.95%	7.33%±0.94%▲☆

注：同组治疗前后比较，▲ $P < 0.05$。两组治疗后组间比较，☆ $P > 0.05$。

表 1-6-4　两组患者治疗前后血脂的比较（$\bar{x} \pm s$）

	对照组		观察组	
	治疗前	治疗后	治疗前	治疗后
TC/mmol・L^{-1}	5.10±1.04	3.89±0.89▲	5.21±0.92	3.45±073▲★
TG/mmol・L^{-1}	2.61±0.77	1.79±0.67▲	2.58±0.78	1.46±0.54▲★
LDL-C/mmol・L^{-1}	3.12±0.48	2.62±0.46▲	3.14±0.34	2.35±0.41▲★

注：同组治疗前后比较，▲ $P < 0.05$；两组治疗后组间比较，★ $P < 0.05$。

表 1-6-5　两组患者治疗前后 24h 尿蛋白定量比较（$\bar{x} \pm s$）

	对照组		观察组	
	治疗前	治疗后	治疗前	治疗后
24hUpro/g（24h）$^{-1}$	2.16±0.53	1.77±0.56▲	2.14±0.56	1.50±0.48▲★

注：同组治疗前后比较，▲ $P < 0.05$；两组治疗后组间比较，★ $P < 0.05$。

表 1-6-6　两组患者治疗前后肾功能的比较（$\bar{x} \pm s$）

	对照组		观察组	
	治疗前	治疗后	治疗前	治疗后
Scr/mmol・L^{-1}	136.51±15.85	129.97±15.80▲	136.95±17.74	122.04±15.48▲★
GFR/mL・min^{-1}	49.12±3.96	50.38±3.80▲	48.98±3.85	52.36±3.81▲★

注：同组治疗前后比较，▲ $P < 0.05$；两组治疗后组间比较，★ $P < 0.05$。

表 1-6-7　两组患者治疗前后血 HGF、尿 CTGF 的比较（$\bar{x} \pm s$）

	对照组		观察组	
	治疗前	治疗后	治疗前	治疗后
HGF /ng·L⁻¹	1389.09±304.76	1573.25±282.56▲	1405.93±287.60	1691.97±280.19▲★
CTGF /pg·mL	42.78±6.48	33.26±5.50▲	42.58±6.32	26.33±5.44▲★

注：同组治疗前后比较，▲ $P < 0.05$；两组治疗后组间比较，★ $P < 0.05$。

4. 中医证候积分

表 1-6-8　两组患者中医证候积分的比较（$\bar{x} \pm s$）

组别	n	治疗前	治疗后
对照组	31	22.48±2.19	13.26±3.98
观察组	31	22.52±2.22	8.94±3.44

注：两组治疗前对比，$P > 0.05$，无显著统计学差异，具有可比性。两组治疗后中医证候积分均降低，$P < 0.05$；观察组较对照组中医证候积分下降明显，$P < 0.05$。

5. 两组治疗后中医证候总体疗效分析

表 1-6-9　两组患者治疗后中医证候总体疗效分析

组别	n	显效	有效	无效	有效率
对照组	31	7	12	12	61.29%
观察组	31	13	13	5	83.87%

注：两组经非参数秩和检验，Z=-2.116，P=0.034 < 0.05，差异具有统计学意义。

6. 两组患者治疗后临床综合疗效的分析

表 1-6-10　两组患者治疗后临床综合疗效分析（$\bar{x} \pm s$）

组别	n	显效	有效	无效	有效率
对照组	31	0	20	11	64.52%
观察组	31	1	26	4	87.10%

注：两组经非参数秩和检验，Z=-2.195，P=0.028 < 0.05，差异具有统计学意义。

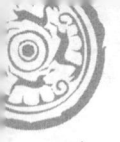

（三）讨论

糖尿病肾病作为现代医学名称，在古代医籍中并无这一病名，但根据其病机和临床证候表现，可将本病归属于"尿浊""关格""肾劳""水肿"等。随着对糖尿病肾病的进一步研究，现代中医将本病中医病名定义为"消渴肾病"，认为本虚标实为本病主要病机，本虚主要为脾肾亏损。由于脾胃亏损，水湿不运，湿浊内停；肾虚则封藏失职，精微物质下泄，水湿停留。并且在本虚的基础上，气滞、痰浊、湿热、血瘀、浊毒等病理产物积聚则是其标实证的主要方面。糖尿病肾病的进展主要是病程迁延不愈，久则耗伤气阴，导致气阴两伤，痰浊瘀热等相互交结，聚积于肾脉，逐渐形成微型癥瘕，最终由瘕聚向癥积形成的过程。而且现代医学研究发现糖尿病肾病的肾脏病理组织出现了如肾小球肥大、肾小球基底膜增厚、K－W结节、系膜基质增多、小动脉硬化等病理改变，此病理改变可认为是微型癥瘕形成的过程，符合"病位固定、有形可征、日久成积"等传统癥瘕的特点，属于中医"癥积"的范畴。所以在治疗糖尿病肾病的同时，要注重血瘀存在的重要性，及早运用活血化瘀药物。

陈扬荣通过临床实践及个人经验，认为本病的根本病机主要在于"本虚标实"。本虚多以脾肾两虚为本，常常累及心、肝、肺诸脏，瘀血则多为标实之证。肾为先天之本，主藏精，为封藏之本，脾为后天之本，主运化。先天之精与后天之本是相互作用、相互依存的。二者相辅相成，共同维持生命活动。其中脾肾气虚夹瘀型的糖尿病肾病患者在临床上也较多见，在本病发展过程中，瘀血既为糖尿病肾病病变演变形成的病理产物，也是其诱发、加重的因素。中医有"气为血之帅"之说，血液的运行顺畅，依赖于气的推动作用，脾肾亏损则血运无力，血液运行阻滞则致瘀阻经脉。瘀血始终贯穿于糖尿病肾病病程中的每一个发展过程，是糖尿病肾病发病的关键因素，影响着其病程，长期作用于机体可使病情迁延难愈，病机复杂化。由于糖尿病肾病病程冗长，病情复杂多变，"久病入络"，日久则循经入络，损伤经脉，累及肾脏，损伤肾络而成瘀。因此，在治疗本病时，常常加用水蛭、白僵蚕、地龙等虫类药加强活血化瘀功效，中药中虫类药物大多为血肉有情之品，具有益肾固本的作用，且药性大多偏辛咸，辛能通络，咸能软坚，多具有搜风剔络、软坚散结、活血化瘀等功效。

CTGF 是 Bradham 于 1991 年首次发现的一种新型细胞生长因子。广泛存在于多种人类组织中，尤以肾脏含量最高。CTGF 在肾脏过度表达主要与肾脏纤维化有关，特别在肾小球硬化、肾间质纤维化的发生、发展过程中发挥重要作用。转化生长因子 $-\beta$（TGF$-\beta$）被认为是致纤维化最强的细胞因子。CTGF 则作为其下游调节因子，发挥一部分 TGF$-\beta$1 的功能，在肾脏纤维化时，CTGF 的表达增加、含量增加。在 TGF$-\beta$ 诱导下，CTGF 可使肌成纤维细胞分泌 CTGF 增加，同时还介导 TGF$-\beta$，使肾小管上皮细胞转化为肌成纤维细胞，细胞外基质（extracellular matrix，ECM）沉积过多，加速肾脏损伤，促进肾小管及间质脏纤维化。所以其可以作为早期判断糖尿病肾病病变程度的指标。HGF 是一种多效性因子，其分布主要有肾、肝、肺、胰腺等器官。而肾脏是 HGF 受体表达含量最高的器官之一。肾脏中 HGF 在肾小球中大多产生于内皮细胞和系膜细胞，在肾小管中则主要在间质细胞、内皮细胞中表达。HGF/c-met 可能通过自分泌、旁分泌、内分泌 3 种方式的一种或多种作用于肾脏局部发挥其作用，参与肾脏的分化、增殖、修复及再生等，是肾脏的营养因子。HGF 作为一种诱导、调节及抗纤维化的生长因

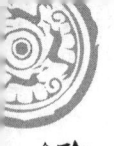

子，可调节肾小管间质病变过程中的各个环节，对肾脏起保护作用，防止肾脏纤维化。

陈氏降浊方是全国名老中医传承工作室专家陈扬荣运用50多年的临床用药经验，根据糖尿病肾病脾肾气虚夹瘀型的病机特点及相关理论，以"补益脾肾、祛浊化瘀"为治法，按照君、臣、佐、使的组方规律而自拟的经验方。50多年的临床疗效证明陈氏降浊方能改善糖尿病肾病临床症状、肾功能及延缓糖尿病肾病进展。

陈氏降浊方主要由生黄芪、山茱萸、山药、薏苡仁、怀牛膝、芡实、茯苓、车前子、白术、水蛭、白僵蚕组成。方中以生黄芪补气固表，白术健脾补气为君药；山药健脾补肾，山茱萸、芡实益肾固精，茯苓健脾渗湿，共为臣药；以薏苡仁利水渗湿，车前子清热利湿，水蛭活血祛瘀，白僵蚕化痰散结，合为佐药；怀牛膝补益肝肾、活血逐瘀通络，引诸药下行，为使药。全方共11味药组成，配伍后共奏补益脾肾、祛浊化瘀的综合功效，切中糖尿病肾病本虚标实其病机特点。

本研究结果显示两组患者治疗后TG、TC、LDL-C及24h UV水平均降低，且肾功能水平得到改善，无升高趋势，观察组疗效优于对照组，证明陈氏降浊方联合西药治疗在降低尿蛋白、调节血脂、延缓肾功能进展等方面的总体疗效优于对照组。陈氏降浊方可通过升高患者血清HGF、降低尿CTGF水平，改善肾脏组织代谢，减轻肾脏纤维化程度，延缓DKD病程进展。因此，抑制CTGF过度表达、提高HGF浓度在DKD发展过程中有着重要意义，值得进一步研究。而且陈氏降浊方联合西药治疗能够明显降低中医证候积分、改善临床相关指标，提高临床疗效，优于对照组，且该试剂安全性高、无明显副作用，发挥了中西医结合的优势。

作者：李兰芳、吴竞、陈扬荣　摘自《福建中医药》增刊

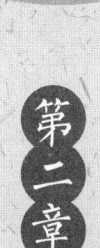

第二章

肾病医案

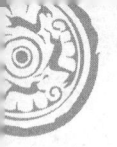

慢性肾炎验案

案例一：

吴某某，女，56岁。2019年2月20日初诊。

主　　诉： 发现镜下血尿3个月。

现 病 史： 3个月前患者因腰痛就诊当地医院，查尿常规示，隐血（2+），蛋白阴性，红细胞88.8/μL，红细胞16/HP，尿红细胞畸形率93%。当时测血压125/74mmHg，否认高血压病史，无双下肢水肿，无其他特殊不适，遂拟"血尿查因"收住院，行相关检查后，排除泌尿系统感染、结石、肿瘤、胡桃夹综合征及紫癜性肾炎、乙肝相关性肾炎、狼疮性肾炎等继发性肾病后，诊断为"隐匿性肾小球肾炎"，于该院服中药治疗后症状未见明显缓解，尿隐血波动于（2+~3+）。今为求进一步诊疗转诊，辰下症见神清，腰痛，周身乏力，纳可，寐差，二便调，舌质暗红，苔黄腻，脉沉细。

西医诊断： 隐匿性肾小球肾炎。

中医诊断： 尿血病。

辨　　证： 脾肾亏虚，湿热瘀阻。

治　　法： 补肾健脾，清热祛湿，化瘀止血，养心安神。

处　　方： 无比山药丸合补中益气汤加减。

生黄芪30g，党参10g，炒白术10g，陈皮15g，山药15g，杜仲10g，

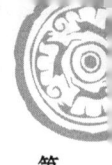

山茱萸 15g，熟地黄 15g，菟丝子 15g，车前子 15g，荠菜 10g，薏苡仁 20g，丹参 10g，川芎 10g，三七粉 10g，仙鹤草 15g，酸枣仁 15g，远志 10g，升麻 10g，柴胡 3g。

14 剂，每日 1 剂，1 日 2 次，餐后温服。

二诊（2019 年 3 月 6 日）：患者神清，精神可，腰痛好转，周身乏力较前减轻，纳可，寐安，二便调，舌质暗红，苔微黄腻，脉沉细。查血压为 115/70mmHg。复查尿常规示，隐血（1+/−），蛋白（−），红细胞 50.3/μL，红细胞 10/HP。效不更方，再予 14 剂巩固。嘱患者注意休息，避免劳累、感冒，清淡饮食，调畅情志。

三诊（2019 年 3 月 20 日）：患者未诉明显不适，诸症皆明显缓解，舌淡暗，苔薄白，脉缓。复查尿常规示隐血（−），蛋白（−）。在二诊方药基础上去车前子、荠菜，继续服用汤剂 1 个月。

 肾性血尿虚实夹杂，反复发作，迁延难愈，临证当辨清虚实。陈老治疗此证以"清、消、补"为基本治法。①补肾健脾以治其本。选用无比山药丸合补中益气汤为基础方。②清热利湿、消瘀止血以治其标。薏苡仁、车前子、荠菜等清利湿热；丹参、川芎行气活血，疏通瘀滞；三七粉、仙鹤草等止血不留瘀，活血不伤血。③调摄起居。加酸枣仁、远志安神助眠。④运用升提药物。以黄芪、升麻、柴胡补气升阳，使补气、升提、固涩之效显著增加。诸药合用，共奏健脾益肾、清热祛湿、消瘀止血、安神助眠之功。

案例二：

陈某某，女，53 岁。2018 年 8 月 27 日初诊。

主　诉：发现泡沫尿 1 年余。

现 病 史：1 年余前无明显诱因出现泡沫尿，久置不散，尿量如常，伴

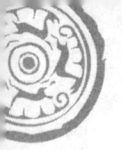
全身轻度浮肿，无肉眼血尿，无尿频、尿急、尿痛，无胸闷、气喘、夜间阵发性呼吸困难，无皮肤紫癜、腹痛、黑便，无颜面红斑、口腔溃疡、光过敏，无骨痛、关节疼痛等症状，于当地医院门诊查"尿常规示，尿蛋白（3+），隐血（1+）"诊断为"慢性肾小球肾炎"，予"肾炎舒片"等治疗（具体诊疗不详）后浮肿消退，此后当地医院门诊随诊。近1年来，复查尿蛋白波动在（微量~1+），隐血（−），今为求进一步诊疗转诊，自发病以来，精神尚可，泡沫尿，小便量多，夜尿3~4次，寐纳可，大便干，近半年体重无明显增减。辰下症见泡沫尿，口干，咽干而痛，手足心热，腰膝酸软，神疲乏力，双下肢无浮肿，寐纳可，二便如上述。舌质嫩红，苔薄少津，脉沉细而数。

西医诊断： 慢性肾小球肾炎。

中医诊断： 尿浊。

辨　　证： 脾肾气阴两虚。

治　　法： 健脾益肾、益气养阴。

处　　方： 六味地黄汤合四君子汤加减。

党参10g，茯苓15g，熟地黄15g，山茱萸15g，山药15g，黄芪15g，泽泻10g，牡丹皮6g，麦冬10g，益智仁6g，五味子6g，甘草3g。

7剂，水煎服，每日1剂，分两次服。嘱避风寒，节饮食，适劳逸。

二诊（2018年9月3日）： 患者症状同前，舌质嫩红，苔薄少津，脉沉细而数。复查尿常规示，蛋白（+），隐血（−）。守方继进，加墨旱莲10g、枸杞子10g。

三诊（2018年9月10日）： 患者诸症较前好转，舌质淡红，苔薄微黄，脉细数。复查尿常规示，蛋白（+/−），隐血（−）。患者诉咽喉肿痛，

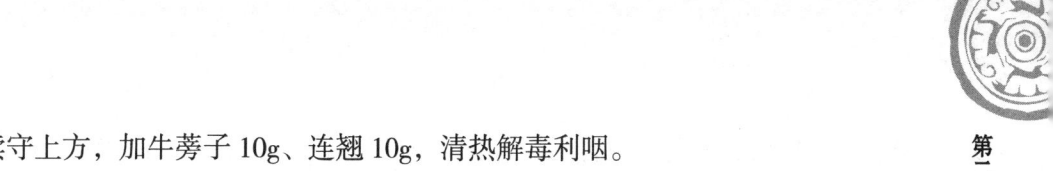

续守上方，加牛蒡子 10g、连翘 10g，清热解毒利咽。

四诊（2018 年 9 月 17 日）：患者诸症大减，精神状态良好，查尿蛋白（－）。守上方巩固治疗，嘱其避风寒，节饮食，适劳逸。

　　蛋白属于人体生命活动的精微物质，陈老认为慢性肾炎蛋白尿的基本病机为脾肾两虚，该病的发生多因外感邪气、禀赋不足、后天失养、过劳伤肾等，日久导致脾肾两虚，肾主蛰藏，受五脏六腑之精而藏之，肾虚不能固摄而精微下泄，大量蛋白从尿中排泄；脾主运化、升摄，脾虚失运，生化乏源，升摄失司，则肾失水谷精微充养，使肾失闭藏，而出现蛋白尿。正气日益耗损，脾肾更见虚亏，形成恶性循环。而气阴两虚是此病发展过程中的常见证型，慢性肾炎气阴两虚证可涉及五脏之气阴，但以肾阴虚及脾气虚最多。究其气阴两虚的形成机制，慢性肾炎大多病程冗长，缠绵难愈，长期的精微物质（蛋白）丢失，日久则耗气伤阴；脾肾虚损，脾虚不得运化水谷以生化气阴，肾虚不得藏精化气以资助气阴，皆可导致或加重气阴两虚证。此案中患者为中年女性，久病损伤脏腑，脾肾亏虚，脾虚气陷，肾虚失摄，精微物质下注，故见泡沫尿；年过半百，肾气亏虚、阴津减少，津液无以上承，故见口干、咽干而痛、手足心热；肾精亏虚，腰府失养，故见腰膝酸软；脾气亏虚，气血生化乏源，无以濡养清窍、四肢，故见神疲乏力；舌质嫩红、苔薄少津、脉沉细而数均为脾气不足、肾阴亏虚之征象。本病病位在脾肾，病性属虚实夹杂。故治疗时当以健脾益肾，益气养阴为法。

　　六味地黄汤源于宋代钱仲阳《小儿药证直诀》，原名地黄丸，由熟地黄、山茱萸、山药、泽泻、茯苓、牡丹皮组成。主要用于治疗肾怯诸证。方中以熟地黄为君，壮肾水，充肾精，山茱萸味酸以敛肝肾之精，山药甘淡平

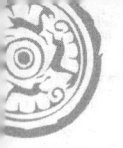

补脾肺而固肾，三药共滋肾阴，为防滋腻而致腑气不通，故以泽泻清膀胱，而宣腑气，又以牡丹皮清血分中热而凉血，并活血化瘀以畅血脉，以茯苓清气分之热，健脾气而渗湿。

四君子汤出自《太平惠民和剂局方》，由人参、白术、茯苓、甘草药物组成。方中以人参为君，甘温大补元气，健脾养胃；以白术为臣，苦温健脾燥湿；佐以茯苓，甘淡渗湿健脾，茯苓、白术合用，健脾除湿之功更强，促其运化；使以甘草，甘温调中。

此案主要以脾气不足、肾阴亏耗为主，故以六味地黄丸三补三泻，攻补兼施，补阴而祛邪；加入黄芪、党参补气扶正，合四君子汤以健脾固本，以滋气血生化之源；加入益智仁、五味子，固精而补肾；肾水不足，虚火灼金，以五味子配伍麦冬，酸甘化阴，并敛肺肾之阴。两方合用，共奏健脾益肾、益气养阴之功。

案例三：

何某，女，34 岁。2016 年 8 月 27 日初诊。

主　　诉：发现尿蛋白阳性 1 年余。

现 病 史：去年体检发现尿蛋白阳性，尿红细胞畸形率＞78%，颗粒管型，于当地医院住院治疗，查尿蛋白（2+），隐血（3+），红细胞 37.2/μL，行肾穿示：①IgA 肾病，弥漫性中度系膜增生性肾小球肾炎，局灶缺血性肾小球梗死。②轻度肾小管间质纤维化。诊断为"IgA 肾病、中度系膜增生性肾小球肾炎"，予减少尿蛋白、利尿、中药等治疗（具体不详）后，复查指标示尿蛋白、隐血较前好转。辰下症见乏力，疲倦，腰部酸痛，口干，喜饮，咽痒，颜面、双下肢无水肿，无发热、咽痛、咳嗽，无头晕头痛、耳鸣耳聋、恶心呕吐，无尿频、尿急、尿痛等不适，纳差，寐安，小便量可，无肉眼血尿，大便调。

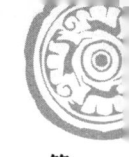

既 往 史：否认"高血压、糖尿病、心血管疾病"等慢性病史。

查 体：血压 120/70mmHg，疲倦面容，颜面、双下肢无浮肿，舌淡红，苔薄白，脉缓。

辅助检查：尿蛋白（1+/-），隐血（1+），尿红细胞 82/μL。尿微白蛋白 64.64mg。

西医诊断：IgA 肾病。

中医诊断：慢肾风。

辨 证：肾气不足，肾阴亏虚。

治 法：补肾填精，益气养阴。

处 方：左归丸加减。

生黄芪 30g，山药 10g，山茱萸 15g，生地黄 15g，熟地黄 15g，芡实 15g，金樱子 15g，枸杞子 10g，续断 10g，怀牛膝 10g，卤地菊 15g，连翘 10g，黄柏 10g，覆盆子 10g，白茅根 15g，琥珀 4.5g，六月雪 15g，白花蛇舌草 15g。

8 剂，水煎服，每日 1 剂，分 2 次温服。嘱患者优质低蛋白饮食，避免劳累、感冒，避免使用肾毒性药物。

二诊（2016 年 10 月 15 日）：近 3 日无明显诱因感右侧肘关节疼痛，药后乏力、疲倦症状稍缓解，腰部仍酸痛，口干喜饮，咽痒，纳差，寐安，二便调。查体：神清，舌淡红，苔薄白，脉缓，颜面、双下肢无浮肿，右侧肘关节皮肤稍红，肤温略高，无紫斑，轻度肿胀，按之疼痛。辅助检查示，尿蛋白（1+/-），隐血（1+/-），红细胞 95/μL，肾功能正常、尿酸正常。

处方如下：生黄芪 30g，山药 10g，山茱萸 15g，生地黄 15g，熟地黄 15g，薏苡仁 10g，茯苓皮 15g，怀牛膝 10g，桑寄生 12g，白茅根 15g，琥珀 4.5g，

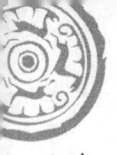

连翘 10g，黄柏 10g，覆盆子 10g，淫羊藿 10g，豨莶草 10g，六月雪 10g，白花蛇舌草 15g，僵蚕 10g，忍冬藤 12g，秦艽 10g。7 剂，水煎服，每日 1 剂，分 2 次温服。嘱患者右上肢勿提重物，多饮水，优质低蛋白饮食。

三诊（2016 年 11 月 25 日）：药后右侧肘关节无疼痛，神疲无力较前改善，咽痒好转，腰部酸痛好转，口干喜饮，心烦，纳差，寐安，二便调。查体示神清，精神状态较前改善，舌淡红，苔薄白，脉缓，颜面、双下肢无浮肿。辅助检查示，尿蛋白（1+/−），隐血（1+/−），红细胞 63/μL，白细胞 50/μL，尿微白蛋白 148.7mg。处方如下：生黄芪 30g，山药 10g，山茱萸 15g，生地黄 15g，茯苓皮 15g，车前子 10g，薏苡仁 10g，连翘 10g，黄柏 10g，覆盆子 10g，淫羊藿 15g，白花蛇舌草 15g，鸡冠花 10g，椿皮 10g，芡实 10g，小蓟 10g，仙鹤草 10g，炒栀子 10g。28 剂，水煎服，每日 1 剂，分 2 次温服。

四诊（2017 年 1 月 7 日）：药后腰部酸痛缓解，无咽痒，口干多饮缓解，活动量增加后仍疲劳、心烦，无心慌气促，纳差，寐安，二便调。查体示，舌淡红，苔薄白，脉缓，颜面、双下肢无浮肿。辅助检查示，尿蛋白（−），隐血（1+/−），红细胞 28/μL，白细胞 4.3/μL，尿微白蛋白 27mg。守上方加白茅根 15g。42 剂，水煎服，每日 1 剂，分 2 次温服。

五诊（2017 年 6 月 10 日）：药后小便量较前增多，精神可，腰部酸痛偶发，口干多饮缓解，心烦较前改善，纳差，寐安，二便调。查体示，舌淡红，苔薄白，脉缓，颜面、双下肢无浮肿。辅助检查示，蛋白（1+/−），隐血（2+），红细胞 51/μL，尿微白蛋白 62.5mg。处方如下：生黄芪 30g，山药 10g，山茱萸 15g，生地黄 15g，茯苓 10g，车前子 10g，薏苡仁 10g，连翘 10g，黄柏 10g，覆盆子 10g，白花蛇舌草 15g，芡实 10g，栀子 10g，

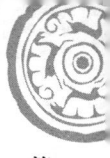

白茅根 15g，琥珀 4.5g。7 剂，水煎服，每日 1 剂，分 2 次温服。嘱患者多饮水，勿憋尿，优质低蛋白饮食，避免劳累、感冒，避免使用肾毒性药物，适当运动。

六诊（2017 年 9 月 2 日）：药后精神可，无腰部酸痛、心烦，口干缓解，饮水量较前减少，纳差，寐安，二便调。查体示，舌淡红，苔薄白，脉缓，颜面、双下肢无浮肿。辅助检查示，尿蛋白（−），隐血（−），予守上方治疗。7 剂，水煎服，每日 1 剂，分 2 次温服。嘱患者优质低蛋白饮食，多饮水，避免劳累、感冒，避免使用肾毒性药物。

 肾者，精神之舍，患者虚劳久病，耗伤肾之气阴；肾者，性命之根，肾气亏虚，元气不足，则易疲倦、乏力；肾虚固摄无权，精微脂液下流，故尿蛋白阳性；腰者，肾之腑，肾主骨髓，真阴不足，肾精亏虚，不能主骨，腰腑失养，不荣则痛，故腰部酸痛；肾阴亏虚，虚火内炽，灼伤脉络，故小便隐血阳性；肾阴亏损，失于滋润，则口干多饮、咽痒；舌淡红、苔薄白、脉缓均为肾气不足、肾阴亏虚之征。

一诊，处方重用黄芪补气升提，还可运用本品的补气升阳作用促进津液的输布而收止渴之效，黄芪亦可利尿消肿，为治疗气虚水肿之要药，该患者虽无浮肿，尿蛋白、尿隐血阳性亦为津液输布司失所致，有异曲同工之妙。生地黄、熟地黄滋肾阴，山茱萸补养肝肾、固护精气，山药滋肾固精且能补脾益阴以助后天生化之源，枸杞子补肝肾、益精血，芡实、金樱子、覆盆子益肾固精，怀牛膝、续断补益肝肾、强筋健骨，此十味药共奏滋补真阴之效。白茅根、琥珀、白花蛇舌草利尿通淋；六月雪、芡实为临床常用药对，健脾燥湿；黄柏、连翘、卤地菊清热凉血利咽喉。全方共奏补益肝肾、

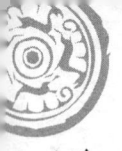

益气养阴之效，肾气得固则津液得以输布，真阴得充则骨髓得以滋养。

二诊，患者无明显诱因出现右侧肘关节疼痛，盖风寒湿邪趁虚侵袭人体，注于经络，留于关节，使气血闭阻所致。在原有处方的基础上稍作增减，去芡实、金樱子、枸杞子、续断、卤地菊；加薏苡仁、茯苓皮利水消肿、渗湿除痹；豨莶草、秦艽、忍冬藤、白僵蚕祛风湿，止痛，通利关节；淫羊藿补肾壮阳，祛风除湿，淫羊藿辛、甘、温，配入补阴方中，亦有"阳中求阴"之义，即张介宾所谓："善补阴者，必阳中求阴，则阴得阳升而泉源不竭。"

三诊，患者肘关节无疼痛，续予补肾填精、益气养阴为治法。方选左归丸加减，予去豨莶草、白僵蚕、忍冬藤、秦艽；改白茅根为车前子利尿通淋；患者久病体虚弱，肾阴不足，虚火内炽，血络受损，故加仙鹤草、椿皮、鸡冠花收敛止血，仙鹤草亦有补虚之效，芡实固精，肾阴不足，虚火旺盛；加小蓟、炒栀子凉血止血；真阴亏损，阴精不能上承以制约心火，心火偏亢，心肾不交，虚火上扰心神，故心烦，栀子善清心经之热而除烦。

四诊，诸证缓解，实验室检查示相关指标较前回落，继续守上方补肾填精、益气养阴，加白茅根加强清热利尿、凉血止血之效。

五诊，诸证好转，继续守上方加琥珀加强利尿之效。

六诊，药后精神可，无腰部酸痛、心烦，口干症状较前改善，纳差，寐安，二便调，实验室检查示尿蛋白、隐血转阴，续予补肾填精、益气养阴为治法，守上方治疗巩固疗效。

案例四：

朱某某，女，30 岁。2018 年 4 月 20 日初诊。

主　　诉：反复镜下血尿、蛋白尿 7 年余。

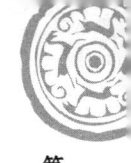

现 病 史：患者反复镜下血尿 7 年余，伴有蛋白尿（1+~2+），手心热，汗多，咽痛，小便有泡沫，大便正常，舌暗红，苔薄白，脉细数。多次外院查尿常规示，隐血（2+~3+），尿蛋白（-~1+），红细胞 10~35/HP。6 年前于外院行肾穿刺活检示，IgA 肾病。

查 体：血压 125/76mmHg，颜面及双眼睑未见浮肿，咽稍红，心、肺、肝、脾未见异常。

西医诊断：IgA 肾病。

中医诊断：尿血病。

辨 证：肾阴亏虚，瘀热互结。

治 法：滋肾阴清虚热，兼以活血祛瘀。

处 方：黄芪二至丸加味。

生黄芪 15g，女贞子 15g，墨旱莲 15g，地骨皮 15g，土茯苓 15g，萆薢 10g，六月雪 10g，水蛭 10g，白僵蚕 10g，白花蛇舌草 15g，地龙 10g，白茅根 15g，黄柏 15g，牛蒡子 10g，车前子 10g。

7 剂，水煎服，每日 1 剂，早晚分服。

二诊（2018 年 4 月 27 日）：药后患者手心热、汗多较前减轻，咽痛缓解，小便仍有泡沫，舌脉同前。复查尿常规：隐血（3+），蛋白（1+），红细胞 15/HP。予上方去牛蒡子、六月雪、黄柏，加芡实 10g、金樱子 15g、泽泻 10g。14 剂，水煎服，每日 1 剂，早晚分服。

三诊（2018 年 5 月 11 日）：药后患者前诉症状较前明显缓解，舌淡红苔白，脉弦数。复查尿常规：隐血（2+），蛋白（-），红细胞 3/HP。遂守上方继续予 7 剂。

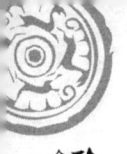
此后患者多次门诊随访年余，方药随证加减，并其避风寒，避免劳累，注意休息。复查尿常规未见明显异常。

IgA肾病是以IgA为主的循环免疫复合物沉积在肾小球系膜区，临床表现有以肉眼血尿或镜下血尿为主的原发性肾小球肾炎疾病，归属于中医"血尿"范畴。

本案为肾阴亏虚，瘀热互结。肾阴为一身阴气之根本，肾阴亏虚，虚火内生，伤及血络，迫血妄行，而致血尿，正如张景岳所云："肾精不足，相火妄动，遂而不退者……则见血。"肾阴虚失于封藏，精微外溢故见蛋白尿。此外，陈扬荣认为瘀血既是病理产物，又是常见的致病因素，其贯穿血尿病程的始终，肾阴亏虚，虚火妄动煎熬血液，血液黏滞不畅，阻滞脉络而成瘀，血不循经，导致尿血不止。舌暗红、苔薄白、脉细数亦为肾阴亏虚、瘀热互结之征。

陈扬荣以滋肾阴清虚热，兼以活血祛瘀为主要治法。以黄芪健脾益气，补后天之本益先天，且脾主通血，脾气旺盛，则得以摄血，现临床研究表明，黄芪有降尿蛋白之功、治病之本；女贞子合墨旱莲滋补肾阴，凉血止血；地骨皮、黄柏清虚热，除骨蒸；牛蒡子、六月雪、土茯苓清热解毒；白茅根、白花蛇舌草甘寒，加强清热利湿；地龙、白僵蚕、水蛭取其虫类药搜风通络之功，破血散瘀，消痈散结。诸药合用，共奏滋肾阴清虚热、活血祛瘀之效。

案例五：

李某某，女，57岁。2018年8月19日初诊。

主　　诉：患者反复镜下血尿5年余。

现 病 史：既往多次查尿常规示，隐血（2+~3+），蛋白（–~1+），红

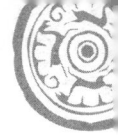

细胞 44~80/μL。泌尿系统彩超未见异常。辰下症见镜下血尿，口干，尿频，疲乏，夜尿 5~6 次，纳差，舌淡红，边有齿痕，苔薄白，脉细。

查　　体：血压 136/78mmHg，颜面及双眼睑未见浮肿，心、肺、肝、脾未见异常。

西医诊断：隐匿性肾炎。

中医诊断：尿血病。

辨　　证：脾肾亏虚证。

治　　法：健脾益肾，固摄止血。

处　　方：生地黄 10g，黄芪 15g，山药 15g，山茱萸 10g，金樱子 10g，沙苑子 10g，车前草 12g，仙鹤草 15g，瞿麦 10g，泽泻 10g，茯苓 15g，白术 10g，覆盆子 10g，甘草 3g。

7 剂，水煎服，每日 1 剂，早晚分服。

二诊（2018 年 8 月 26 日）：药后患者诉尿频、疲乏较前稍缓解，仍感口干，舌脉同前。复查尿常规示，隐血（2+），蛋白（－），红细胞 55/μL。遂予上方去车前草、覆盆子，加淡竹叶 10g。14 剂，水煎服，每日 1 剂，早晚分服。

三诊（2018 年 9 月 9 日）：药后患者口干较前缓解，夜尿 2~3 次，舌淡红，苔薄白，脉细。复查尿常规示，隐血（1+），红细胞 30/μL。遂守上方继续予 7 剂。

按　隐匿性肾炎，临床上又称为无症状性血尿或蛋白尿，患者一般无特殊不适，仅尿检时发现镜下血尿，且大多持续或反复发作。归属于中医"血尿""血证"范畴。

本案为脾肾亏虚，血液不循常道，血行脉外，自小便而出。脾主统血，

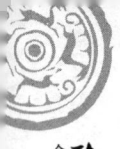

脾为先天之本，脾虚不能收摄血液，不能运化水谷以化生气阴，肾主封藏，肾虚不能固摄血液，不得藏精化气以资助气阴，日久则脾肾亏虚，则血不循经外溢，故见尿血；脾虚不能化生布散津微，故见口干；肾气虚，失于固摄封藏，故见尿频；舌淡红，边有齿痕，苔薄白，脉细均为脾肾亏虚之征。

治以健脾益肾、固摄止血为主。方中黄芪益气健脾，为补益脾气要药；山药、茯苓、白术均能健脾，补养脾胃，脾气得健，气血生化有源，气阴得充，发挥统摄作用；车前草、泽泻甘寒，渗湿利水；山茱萸、沙苑子、覆盆子、金樱子入肝脾肾经，收敛固摄，固精缩尿，且之中又兼补益肾阴之功；瞿麦利尿通淋，兼能活血通经；仙鹤草收敛止血，止血与活血并用，活血不留瘀；甘草调合诸药。诸药合用，达健脾益肾，固摄止血。

案例六：

陈某某，男，30岁。2018年10月28日初诊。

主　诉：反复镜下血尿1年余。

现 病 史：1年余开始反复出现镜下血尿，均为隐血（2+~3+），在多家医院就诊，症状反复，尿常规未转阴，近期查尿常规示，蛋白（－），隐血（3+）。辰下症见腰酸体倦，舌淡红，苔白滑，脉弦滑。

查　　体：血压135/80mmHg，体胖，颜面及双眼睑未见浮肿，心、肺、肝、脾未见异常。

西医诊断：隐匿性肾炎。

中医诊断：尿血病。

辨　　证：脾肾亏虚，兼痰湿内蕴。

治　　法：健脾化湿，益肾固摄止血。

处　　方：六味地黄丸加味。

生地黄 10g，熟地黄 10g，山药 10g，山茱萸 15g，怀牛膝 15g，牡丹皮 10g，泽泻 10g，茯苓 10g，白茅根 15g，桃仁 5g，泽兰 10g，车前子 10g。

7 剂，水煎服，每日 1 剂，早晚分服。

二诊（2018 年 11 月 7 日）：药后查尿常规示，隐血（2+）。仍感腰酸，舌脉同前。予上方基础上加仙鹤草 10g、枸杞子 10g、续断 10g。7 剂，水煎服，每日 1 剂，早晚分服。

三诊（2018 年 11 月 14 日）：药后患者诉上述症状较前明显缓解，舌脉大致同前。查尿常规示，隐血（2+）。遂予继续守上方，14 剂，水煎服，每日 1 剂，早晚分服。

 本案为脾肾亏虚兼痰湿内蕴证。"肥人多痰湿"，痰湿困脾，或饮食劳倦伤脾，导致脾失健运，脾虚统摄失职；劳欲过度伤肾，肾失封藏，固摄无权，最终导致脾肾两虚，统摄固摄失常，血液不循常道，形成尿血。

陈扬荣主以健脾化湿，益肾固摄止血。方以六味地黄丸为主，熟地黄滋阴补肾，山茱萸补养肝肾，兼能涩精，山药补益脾阴，亦能固精，此三药共用为"三补"；泽泻利湿泄浊，牡丹皮清热凉血，兼以活血，止血不留瘀，茯苓健脾渗湿，此三药为"三泻"。补泻并用，以补为主，且中以补肾阴为主。《血证论》云："离经之血，虽清血鲜血，亦有瘀血。"又配以怀牛膝补肾阴，桃仁、泽兰活血通经，助牡丹皮止血不留瘀，白茅根清热止血，车前子健脾利湿。诸药合用，共奏健脾化湿、益肾固摄止血之功。

案例七：

章某，女，55 岁。2011 年 5 月 16 日初诊。

主　　诉：反复蛋白尿、血尿 8 年。

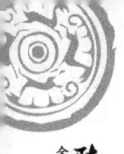

现 病 史： 2003 年经某医院诊断为慢性肾小球肾炎，曾服用激素及免疫抑制剂治疗，症状无好转，遂转来福建省人民医院门诊求治。辰下症见腰痛，足跟痛，乏力，头晕，失眠，畏寒，舌红，苔薄黄，脉沉细。

辅助检查： 尿常规示蛋白（2+），隐血（1+）。

西医诊断： 慢性肾小球肾炎。

中医诊断： 慢肾风。

辨　　证： 肝肾不足，邪毒内蕴。

治　　法： 滋补肝肾，清热解毒。

处　　方： 生地黄 15g，熟地黄 15g，炒知母 10g，炒黄柏 10g，蒲公英 15g，野菊花 10g，紫花地丁 10g，天葵 10g，桑寄生 20g，炒杜仲 10g，菟丝子 10g，瞿麦 20g，金银花 10g，炒枣仁 10g，生黄芪 20g，当归 15g。

7 剂，水煎服。

二诊（2011 年 5 月 23 日）： 患者服用上方后，自觉诸症减轻，效不更方，续服上方 7 剂。

三诊（2011 年 5 月 30 日）： 患者自觉无明显不适，舌淡，苔薄白，复查尿常规示，蛋白（1+），隐血（－）。上方去五味消毒饮，改以补肾养阴之品以善其后。

慢性肾小球肾炎病程中每多出现阴虚兼挟湿热的证候，滋肾养阴又有碍于湿热的清化，清热利湿则不利于肾阴的恢复。于是我们常合滋肾养阴与清热利湿治法于一方，并根据阴虚与湿热证候之偏重，或以滋肾养阴为主，伍以清热利湿；或以清热利湿为重，参以滋肾养阴。于是湿热除而阴不伤，真阴复而湿不增。本例患者的舌脉及临床表现也印证了这一点。方中应用生地黄、熟地黄、桑寄

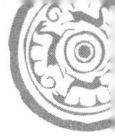

生、杜仲、菟丝子补肾，生黄芪、当归补气生血，应用五味消毒饮清热解毒，瞿麦利水渗湿。全方以清为补，寓补于清，清补结合，标本兼治，补泻同施，并行不悖，相反相成。经半个月的治疗，患者不仅临床症状改善明显，而且尿常规的情况也有好转，提示治疗有效。

案例八：

张某，女，38岁。2011年7月22日初诊。

现病史：肉眼血尿反复发作，遇冷、过劳、情志刺激则发作，静脉滴注抗生素及口服清热解毒中药八正散、三金片之类有所缓解，但镜下血尿常年存在，就诊于外院，肾脏活检诊断为IgA肾病，局灶增生硬化型，多方治疗无明显效果，经人介绍来求治。辰下症见患者面色晦暗无泽，头晕腰酸，倦怠乏力，畏寒肢冷，食少纳呆，月经量少，有黑紫色血块，每至经期则腹痛如刺。肉眼血尿，尿血色紫，排尿涩痛不畅，舌质淡紫，苔薄白，脉沉细无力。

查　体：血压90/60 mmHg，心率每分钟93次，体温36.4℃，听诊心肺（-），腹部（-）。

辅助检查：尿常规示，肉眼血尿，尿蛋白（++），白细胞10~20/L。24h尿蛋白定量1.45 g。血常规示，红细胞3.25×10^{12}/L，血红蛋白10^7 g/L，白细胞4.60×10^9/L，中性粒细胞百分比61%，淋巴细胞百分比35%，血小板1.63×10^9/L。肾功能检查示，肌酐79.0μmol/L，尿素氮4.4mmol/L，血清白蛋白39.0g/L，血清球蛋白27.0g/L，血清总蛋白66.0g/L。心电图（-）。B超：双肾大小形态（-）。

西医诊断：IgA肾病。

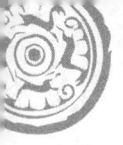

中医诊断：尿血病。

辨　证：脾肾气虚，瘀血阻滞，血不归经。

处　方：制大黄10g，桃仁20g，小蓟30g，白茅根30g，生地黄20g，蒲黄15g，桂枝15g，黄芪30g，白术15g，菟丝子15g，当归20g，山药20g，茯苓20g，泽泻15g，怀牛膝20g。

35剂，水煎服。

二　诊：药后体力增加明显，腰痛基本消失，肉眼血尿完全消失。尿常规示，红细胞＞50/HP，尿蛋白（＋），白细胞（－）。24h尿蛋白定量1.05g。血常规示，红细胞3.35×10^{12}/L，血红蛋白117g/L，白细胞5.30×10^9/L，中性粒细胞百分比56％，淋巴细胞百分比33％，血小板1.68×10^9/L。舌质紫，苔白，脉沉滑。原方改大黄为5g，加赤芍15g、何首乌15g。10剂，水煎服。

三　诊：药后复查，尿常规示，红细胞20~30/HP，尿蛋白（－）。舌质红紫，苔白而干，脉沉滑数。此为过服温热之品，化热之象，改桂枝为10g，加栀子10g。7剂，水煎服。

四　诊：药后尿常规（－），诸症基本消失，除过劳后仍觉腰酸外，一切如常人，停药观察，随访至今，状态稳定。

　　IgA肾病是指肾组织免疫荧光检查有大量的IgA或以IgA为主的免疫复合物在肾小球系膜区沉积的一种原发性肾小球疾病，为自身免疫病。中医认为，本病主要病机为湿热毒邪入侵（或为外邪直接入侵，或为饮食不节，损伤脾胃，运化失职，化湿生热），正气虚弱，正邪交争，正不胜邪，邪毒直入于里，蕴藉于下焦，损伤脉络所致。本病往往以阴虚内热、脾肾气虚贯穿于本病的中后期，起病初期由于邪毒炽盛，正气受损往往不明显，中、后期阴虚内热、脾肾气虚症状已经十分突出。另外，目前临床求治的中期 IgA 肾病的患者，大多为经过西医常规治疗，应用过大量抗生素、肾上腺皮质激素、细胞毒类药物等无效者，急性期已过，都处于病程的中、后期，而且经过西药的长期大量应用，机体的阴阳平衡已被打乱，变证丛生，往往表现为阴虚内热、肾气不足、脾不统血、瘀血阻滞、气阴两虚、三焦气滞、湿热互结等，几者之间交互为患，虚实夹杂。对本病治疗上强调补脾益肾以治本，止血、化瘀、凉血、补血以治标，实践证明，效果理想。同时经过大量临床观察，IgA 肾病的临床症状、病理分型和中医辨证之间，也存在着某种内在联系，一般来讲，气阴两虚型患者大多以持续的蛋白尿为主要表现，肝肾阴虚型患者则以顽固的镜下血尿为主。在病理变化方面，气阴两虚型患者的肾间质、肾小管损害一般要明显严重于肝肾阴虚型。

第二节

肾病综合征验案

郭某，女，72岁。2009年5月15日初诊。

主　　诉：双眼睑、双下肢浮肿2个月。

现 病 史：患者于2个月前无诱因出现双眼睑及双下肢浮肿，伴尿道灼痛感，静脉滴注抗生素3天后，浮肿未消，遂来本院就诊，查24h尿蛋白定量3.68g，血浆白蛋白20.9g/L，总胆固醇8.81mmoL/L，甘油三酯3.16mmoL/L。辰下症见面红赤而有红色丘疹，略痒，颜面浮肿，口苦干渴，欲饮水而水入即吐，腹胀纳呆，尿少色黄而灼热，大便溏薄，舌红，苔薄黄腻，脉浮滑。

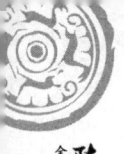

辅助检查：24h 尿蛋白定量 2.96g。胸腹部 CT 示，腹腔、双侧胸腔积液、心包少量积液。

西医诊断：肾病综合征。

中医诊断：水肿。

辨　　证：风毒外袭，湿热下注。

治　　法：宣肺解毒，利湿消肿。

处　　方：麻黄连翘赤小豆汤合五苓散加减。

麻黄 6g，连翘 10g，赤小豆 30g，桑白皮 12g，茯苓 15g，猪苓 15g，泽泻 15g，白术 12g，桂枝 6g，厚朴 12g，大腹皮 15g，车前子 30g，白茅根 30g，竹叶 10g，赤芍 12g，益母草 15g，甘草 6g。

7 剂，水煎服。

二诊（2009 年 5 月 22 日）：患者述近日颜面丘疹及腹胀已除，小便量较前明显增多，大便次数减少。但自 3 天前出现腹部疼痛。查体见双下肢中度浮肿，脐下左侧可见一皮下瘀斑，触之可扪及一 6cm×5cm×2cm 左右肿块，质尚软，触痛。舌黯红，苔薄黄腻，脉沉缓。腹部 B 超示，左腹壁血肿。分析认为可能与抗凝药物的使用有关，已停用低分子肝素钙，但见血肿仍有增长之势，外科会诊认为暂不行手术引流。分析病机变化为风毒已除，湿热仍盛，新现血不循经之证，离经之血外溢肌肤，淤血内留，发为血肿。治宜血水并治，利湿消肿，散瘀止血。

处　　方：当归芍药散合五皮饮加减。

当归 10g，赤芍 12g，川芎 6g，泽泻 15g，白术 20g，茯苓皮 15g，陈皮 10g，大腹皮 15g，生姜皮 9g，桑白皮 12g，车前子（包煎）15g，三七 9g，蒲黄（包煎）10g，白茅根 30g，淡竹叶 12g，甘草 6g。

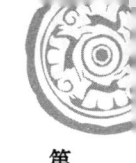

7剂，水煎服，每日1剂。

三诊（2009年6月1日）：述服上方2剂，腹痛即除。续服7剂腹壁肿块消失，现周身乏力，腰酸腿软，双下肢浮明显减轻，纳眠可，二便调，舌黯红，苔薄黄腻，脉沉缓。24h尿蛋白定量562mg，胸部CT示，心包、胸腔积液消失，B超示腹水已吸收。分析病机为发病日久，湿瘀蕴结，脾肾气弱。治疗主以清利湿热、活血化瘀，佐以补脾益肾。

处　　方：黄柏10g，白花蛇舌草15g，车前子15g，泽泻15g，石韦10g，白茅根15g，淡竹叶10g，黄芪20g，茯苓15g，白术12g，山药30g，菟丝子12g，制首乌10g，川芎10g，赤芍15g，甘草6g。

四诊（2009年6月19日）：患者乏力、腰酸腿软等症状明显减轻，双下肢浮肿已消。时觉烦渴，余无不适感觉。舌暗红，苔薄黄，脉沉缓。复查24h尿蛋白定量162 mg，血浆白蛋白30.5g/L。湿热渐除，脾、肾之气渐复，但因久用激素，有气阴两虚之象。守上方之意，减泽泻、车前子用量，加滋肾阴清虚热之生地黄15g、知母10g。上方20剂之后，诸症悉除，尿检及血浆白蛋白均转正常。递减激素量，守方随症加减2个月余，临床治愈，随访至今，未有复发。

　　　　肾病综合征属中医"水肿"范畴，经曰："三阴结，谓之水……诸湿肿满，皆属于脾……肾者，胃之关也，关门不利，故聚水而从其类也。"水肿"其本在肾"，"其末在肺"，可见水肿乃肺、脾、肾三脏相关之本虚标实证，然细究其因，其发病多由于感受风、湿、热、毒之邪及劳欲过度、饮食不慎等原因而影响肺、脾、肾的气化功能，造成水液停聚、泛滥肌肤而成。治法有"平治于权衡，开鬼门，洁净府，去宛陈莝"和"腰以下肿，当利小便，腰以上肿，当发汗而愈"等论。本例患者年老脾肾气弱，湿热素

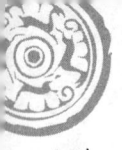

蕴，偶感风毒之邪，与湿热互结注于下焦，使气化失司，血气不和，水道闭塞，故症见面赤而有红色丘疹，颜面浮肿，舌红，苔薄黄腻，脉浮而滑，投以麻黄连翘赤小豆汤宣肺行水、化湿解毒，又见口干渴，欲饮水而水入即吐，腹胀纳呆，小便量少，大便溏，脉浮等症状，则与《伤寒论》五苓散证甚为合拍。当患者出现腹部血肿，病机呈现湿瘀互结，不通见痛，则应用《金匮要略》血水同调之剂当归芍药散，竟达速效。俟颜面丘疹、浮肿尽消，风去毒散，湿热瘀阻，脾肾气弱虚象渐显，腰酸乏力，浮肿以双下肢为著时，则更方以黄柏、白花蛇舌草、石韦、车前子、泽泻、川芎、赤芍、益母草主以清利通瘀，配黄芪、白术、茯苓、甘草、山药、何首乌、菟丝子合五皮饮调理脾肾，化气行水。如此邪祛正安，尽收全功。此患者在使用糖皮质激素治疗近 30 天后，病未缓解，高度浮肿伴有大量蛋白尿，不适之症颇多，通过中药治疗，病得以痊愈。在诊疗过程中曾出现一次皮下血肿的"小插曲"，西医治疗再次有些棘手之时，几付中药之后，药到病除，再次体现了中医的整体调节，灵活化裁的特点。

慢性肾衰竭验案

案例一

陈某某，男，66 岁。2010 年 6 月 22 日初诊。

主　　诉： 发现血肌酐升高 4 年，胸闷乏力 1 月余。

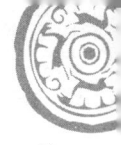

现 病 史： 患者因"慢性间质性肾炎、慢性肾功能不全"收入院。辰下症见乏力，胸闷，头晕心悸，口咽干燥，夜尿频多，大便不爽，舌淡，苔黄腻，脉细滑。查血肌酐793μmol/L，西医诊断为慢性间质性肾炎，慢性肾功能不全。曾以参芪地黄汤加黄连、制大黄等治疗月余，症状无改善，血肌酐800μmol/L左右。再查患者，诉畏寒明显。

西医诊断： 慢性肾衰竭。

中医诊断： 肾衰病。

辨　　证： 肝脾气郁。

治　　法： 调和肝脾，透邪解郁。

处　　方： 四逆散加减。

柴胡15g，枳壳10g，白芍15g，干姜10g，苍术6g，白术6g，桃仁10g，萆薢15g，丹参15g，制大黄6g，川黄连3g，黄芩6g，金银花30g，连翘10g，巴戟天10g。

5剂，水煎服。

二诊（2010年6月27日）： 服药后，患者诉胸闷减轻，无头晕心悸的症状，但仍恶风。效不更方，前方加制附片6g、防风6g。

三诊（2010年7月7日）： 患者未诉明显不适，血肌酐为642.5μmol/L，病情平稳出院。

四诊（2010年11月26日）： 患者再次住院，诉有胸闷不适，夜尿频多，恶风，舌淡，苔白腻，脉弦滑，血肌酐676μmol/L。再以四逆散加减。

患者服用10余天后，症状消失，查血肌酐613.7μmol/L。在门诊随访3个月余，处方仍以四逆散随症加减，血肌酐在550~630μmol/L波动，无其他不适症状。

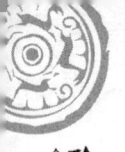

　　该患者起初症状类似气阴两虚兼有湿热。再诊患者，方知患者畏寒明显。畏寒常见于阳虚，但亦可见阳郁。阳气虚弱，鼓动无力，阳气不能输布，气机不展，郁积化热，因此出现胸闷不适、头晕心悸、口咽干燥、苔腻等症状。该患者阳虚与阳郁并见，故在四逆散基础上辅以温阳，佐以清热，疗效显著。倘若因患者乏力、口咽干燥，而用参芪地黄汤益气养阴，或因患者大便不爽，舌苔黄腻而用三仁汤清热利湿，则方不对证，病必不除。

案例二

某女，39 岁。

主　　诉： 发现血肌酐升高 5 年，乏力 1 年。

现 病 史： 患者于 2010 年 11 月开始出现低热恶寒、咽痛、咳嗽等症。辅助检查示，血肌酐 335μmol/L，尿蛋白（1+）。使用银翘散、蒿芩清胆汤等清热解毒治疗 2 个月，症状逐渐加重，复查血肌酐 600μmol/L 左右，血色素 76g/L。辰下症见神倦喜卧，腰酸困不适，眼睑浮肿，乏力，眠差，畏寒肢冷，长期低热恶风，头背部发冷感，胁腹胀满，咽干痛，口苦黏腻，大便不爽，日 1 次，舌淡，苔黄腻，脉细滑。

西医诊断： 慢性肾衰竭。

中医诊断： 肾衰病。

治　　法： 温阳补气解表，祛湿降浊。

处　　方： 温脾汤加减。

制附子 6g，干姜 10g，生大黄（后下）12g，当归 10g，太子参 10g，生黄芪 15g，柴胡 10g，枳壳 10g，黄连 5g，乌梅 10g，紫苏叶 10g，丹参 10g，防风 10g，川牛膝 10g，怀牛膝 10g。

二　　诊： 上方服用 4 剂后，患者病情稍有缓解，但仍精神差，腰部

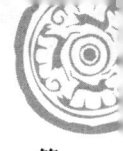

冷痛感，两胁微有胀满不适。遂在四逆散基础上加温阳之品，调方如下：柴胡 10g，枳壳 12g，白芍 15g，炙甘草 6g，制附子 12g，干姜 10g，生大黄（后下）12g，当归 10g，太子参 10g，生黄芪 15g，黄芩 10g，川牛膝 6g，怀牛膝 6g。

三　诊：2 剂后，患者诉精神良好，纳食转佳，无腰部冷痛等症状，肾功能平稳。

　　根据患者有低热，咽痛，大便不通，舌红，苔黄腻，脉弦，中医辨证似湿热内蕴证，故前面的医生以清热解毒化湿为主要治法。但患者有腰酸痛，畏寒，四肢不温，实属少阴病厥证。正如《伤寒论》少阴病提纲中所说："少阴病，脉微细，但欲寐。"该患者阳气亏虚，不能颐养精神，故见神倦喜卧。阳虚不能卫外，故畏寒肢冷，头背部冷感，时感恶风。阳虚不能温化水湿，水湿泛溢肌肤，故眼睑浮肿。两胁胀满，大便不爽，四肢厥冷，脉弦为气机郁滞，即阳虚与阳郁并见。而咽干痛、低热、苔红黄腻均为气郁化火所致，其本在木郁不达。因此，治疗当以温阳与疏导阳气同用，兼以清热降浊。

案例三

许某某，女，52 岁。2011 年 4 月初诊。

现 病 史：2011 年 3 月确诊慢性肾功能不全（氮质血症期），治疗前血肌酐 256μmol/L，尿素氮 18mmol/L，服用 α–酮酸、琥珀酸亚铁、碳酸氢钠片、碳酸钙等药物治疗。但是患者仍有较突出的临床症状，来福建省人民医院门诊求治。辰下症见腰痛，乏力，牙痛，口苦，大便干燥，舌红，苔黄腻，脉沉滑。

西医诊断：慢性肾衰竭（氮质血症期）。

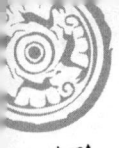

中医诊断： 肾衰病。

辨　　证： 肾阴不足，毒邪内盛。

治　　法： 滋阴补肾，清热解毒。

处　　方： 大补阴丸合五味消毒饮加减。

生地黄 20g，熟地黄 20g，炒知母 10g，炒黄柏 10g，蒲公英 15g，野菊花 20g，紫花地丁 12g，天葵子 12g，金银花 15g，炒枳壳 30g，龟甲 30g，当归 3g，熟大黄 12g。

二　　诊： 患者服用上药 20 余剂后，牙痛、口苦、大便干燥等症消失，舌淡胖，苔白，脉沉细。改用滋阴补肾为主，少佐化湿排毒之品的方药治之。

经过中药治疗 3 个月，患者肾功能稳定，复查血肌酐 210μmol/L，尿素氮 14.7mmol/L。最重要的是患者的临床症状明显改善，可以从事日常生活和轻度体育活动。

　　慢性肾功能不全是临床的常见病，且近年来发病率呈上升趋势。目前中、西医均没有很好的疗法可以改善患者的肾功能。中医可以改善患者的临床症状，同时稳定患者的肾功能。本方用大补阴丸滋阴补肾，当归和血，五味消毒饮清热解毒，熟大黄化浊排毒，扶正而不助邪，祛邪而不伤正。可谓治疗慢性肾功能衰竭患者合并毒邪时的一个有效良方。

案例四

黄某某，男，58 岁。2016 年 11 月 26 日初诊。

主　　诉： 发现血肌酐升高 1 年余。

现 病 史： 患者 1 年余前体检查。肾功能检查示，血肌酐 154umol/L，尿素氮 10.3mmol/L。尿常规示，蛋白（3+），隐血（−）。外院诊断为"慢

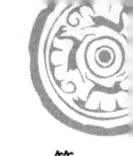

性肾衰竭"，予以降压、降蛋白等治疗未见明显好转。就诊时，患者诉泡沫尿，夜尿 4~5 次，腰酸，手足冰冷，寐差，大便每日 1 次。

西医诊断：慢性肾衰竭。

中医诊断：尿浊病。

辨　　证：脾肾两虚。

治　　法：疏调中焦、通利下焦、扶正祛邪。

处　　方：生黄芪 30g，山药 20g，山萸萸 10g，玄参 10g，黄柏 10g，白花蛇舌草 10g，连翘 10g，覆盆子 10g，淫羊藿 10g，白僵蚕 10g，地鳖虫 10g，薏苡仁 10g，车前子 10g，茯苓皮 15g，苍术 10g，半枝莲 15g。

7 剂，水煎服，每日 1 剂，早晚温服。

二诊（2016 年 12 月 1 日）：复查肾功能：血肌酐 135μmol/L，尿素氮 7.3mmol/L。继续守方加蝉蜕 4.5g，地龙干 10g。

续服 1 个月后，患者手脚转温，夜尿次数减少至 3 次，复查肾功能示，血肌酐 118μmol/L，尿素氮 10.89mmol/L。

　　本例辨证为三焦气化升降失司，以中、下二焦为主，以致痰瘀内生。故治以疏利三焦、扶正祛邪为法。方中予淫羊藿温阳助下焦气化，覆盆子益肾涩精，助下焦泌别清浊；黄芪、苍术、薏苡仁、山药健脾化湿，调节中焦脾胃升降功能；茯苓皮开腠理，开水道，配伍连翘宣发，使邪有外达之机；地鳖虫活血逐瘀，白僵蚕化痰以祛邪。药后症减，二诊加地龙干通络，加强活血化瘀之功，蝉蜕宣发上焦肺气，给邪以出路。全方调理三焦气机，扶正祛邪，切合病机，故见效明显。

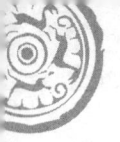

案例五

刘某。2017 年 8 月 16 日初诊。

主　　诉：发现血肌酐升高 1 年余。

现 病 史：患者 1 年前发现血肌酐 146μmol/L。ECT 示，双肾血流量轻度少，功能轻度损伤。尿常规示，隐血（-），蛋白（-）。尿酸 538μmol/L。辰下症见双下肢轻度浮肿，口干微苦，舌淡红，苔薄白，脉缓。既往有高血压史 10 余年。

西医诊断：慢性肾衰竭。

中医诊断：肾衰病。

辨　　证：湿浊瘀阻，肾阴亏虚。

治　　法：利湿泄浊，祛风通络，滋肾益气。

方　　药：夏枯草 10g，白芍 10g，白花蛇舌草 15g，半枝莲 15g，蝉蜕 4.5g，水蛭 10g，白僵蚕 10g，地龙干 10g，女贞子 15g，墨旱莲 15g，生黄芪 15g，白茅根 15g，牛膝 10g，琥珀 4.5g。

7 剂，水煎服。

二诊（2017 年 8 月 23 日）：服药后双下肢浮肿减轻，自觉乏力，复查血肌酐 117μmol/L，舌脉同前。前方黄芪加至 30g，去僵蚕、干地龙。共 7 剂。

三诊（2017 年 8 月 30 日）：双下肢浮肿较前改善，自觉关节游走性疼痛，复查尿素氮 5.9mmol/L，血肌酐 119μmol/L，尿酸 454μmol/L，舌脉同前。8 月 16 日方调整，加桃仁 5g、土茯苓 15g、豨莶草 10g。共 7 剂。

四诊（2017 年 9 月 13 日）：复查血肌酐 115μmol/L，尿酸 481.2μmol/L。诸症同前。8 月 30 日方调整，加泽兰 10g、地骨皮 10g。共 7 剂。

肾主于水，肾虚则水妄行，流溢于皮肤，则四肢水肿；湿浊停于内日久不化，阻碍津液散布，津不上承，遂觉口干口渴；湿浊瘀阻，气血津液运行不畅；津不内藏，则肾阴不足，日久气阴两虚。结合患者症情，方用半枝莲、夏枯草、白花蛇舌草清热解毒，利湿泄浊；白茅根利尿，使浊毒邪气从小便而去；肺主通调水道，白僵蚕祛风化痰，配合蝉蜕开宣肺气以利湿浊排出；水蛭、地龙化瘀通络；墨旱莲、女贞子滋养肾阴，白芍养阴柔肝，三药助养肝肾阴；牛膝、琥珀补肾活血；黄芪益气健脾。全方共奏利湿泄浊、祛风通络、滋肾益气之功，祛邪为主，兼以扶正。二诊时复查血肌酐较前下降，且双下肢浮肿减轻，但觉乏力，黄芪加量以增强益气健脾之功，患者症状改善遂去白僵蚕、地龙以减轻祛风通络之力。三诊时双下肢浮肿继续改善，觉关节游走性疼痛，生化指标同前，加土茯苓、豨莶草祛风除湿，通利关节；加桃仁活血止痛。四诊时患者症情稳定，原方加泽兰以加强行水消肿力量；加入地骨皮清虚热，利小便，以巩固疗效。

案例六

徐某，女，43 岁。2009 年 10 月 14 日初诊。

主　诉：眼睑、双下肢轻度浮肿 1 年余。

现病史：患者 1 年来劳累后出现眼睑、双下肢轻度浮肿，伴有腰酸乏力。西医诊断为慢性肾炎（增生硬化性肾炎伴新月体形成）、慢性肾脏疾病（CKD）3 期，予激素、血管紧张素转换酶抑制剂及降脂等治疗，尿蛋白减少，但血肌酐在 150~170μmol/L 波动。辰下症见血压 140/90mmHg，双下肢伴颜面部轻度浮肿，腰酸乏力明显，时感困倦，胃纳不佳，便干，舌淡黯，苔白腻，脉沉细。

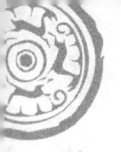
辅助检查：尿常规示，蛋白（3+），隐血（3+）。血常规示，血红蛋白110g/L。生化全套示，尿酸385μmol/L，肌酐195μmol/L，尿素氮9.5mmol/L，钙1.95mmol/L，磷1.56mmol/L，甘油三脂2.93mmol/L，总胆固醇5.36 mmol/L，总蛋白56g/L，白蛋白3lg/L。24h尿蛋白定量2.068g，呈非选择性。内生肌酐清除率45mL/min。肾穿刺活检示，增生硬化性肾炎伴新月体形成。光镜检查示，共42个肾小球，其中16个小球球性硬化，节段硬化小球6~7个；2个可见环形纤维样新月体形成，8个小球可见节段性细胞性新月体，6个小球可见节段性细胞纤维性新月体；免疫荧光阴性。

西医诊断：慢性肾炎、CKD 3期。

中医诊断：水肿（阴水）。

辨   证：气虚血瘀，湿毒内蕴。

治   法：益气活血，解毒化浊。

处   方：补阳还五汤加减。

黄芪20g，当归15g，紫花地丁15g，薏苡仁15g，红花10g，桃仁10g，川厚朴10g，川芎12g，赤芍12g，白花蛇舌草12g，制大黄6g，车前草15g，六月雪10g。

药后3周，浮肿、腰酸、乏力等诸症改善。药后4周，复查尿蛋白（2+），隐血（1+）。血肌酐156μmol/L。随诊过程中，患者自觉良好，多次复查尿蛋白阴性，尿隐血（-~±），血肌酐82μmol/L，血脂正常。

补阳还五汤出自清代王清任《医林改错》，方中以生黄芪四两为君药，大补元气，使气旺以促血行；当归尾活血通络而不伤血，为臣药；赤芍、川芎、桃仁、红花活血祛瘀；地龙通经活络，周行全身以行药力。全方益气祛瘀，标本同治，补气而不壅滞，活血又不伤正。原文用治以"半身不遂，口眼㖞斜，语言謇涩，口角流涎，大便干燥，小便频数，遗尿不禁"为主要表现的中风之气虚血瘀证。

血瘀证在现代医学可以理解为血液流变学和血液动力学发生异常。在肾小球疾病中，由于免疫复合物沉积，补体系统被激活，产生多种生物活性物质，导致组织损伤。当毛细血管内皮细胞损伤、断裂，胶原纤维及基膜暴露，立即激活内源性及外源性凝血系统，同时血小板附着于带负电荷的胶原纤维上，从而产生肾内高凝状态，形成微血栓等，促进病变发展，使肾功能减退，最终导致肾小球硬化。因而，改善肾内的瘀滞状态具有重要的意义。

现代药理研究表明，补阳还五汤能扩张肾血管，增加肾血流灌注，其改善微循环障碍的原理包括保护血管内皮细胞、影响血小板功能、改变血流动力学和流变学、影响纤溶系统等方面。徐军等报道，黄芪具有较好的促进血管生成和刺激一氧化氮生成作用，降低区域血管阻力，保护内皮细胞，改善微循环。于富敏等证明本方具有很强的抗血小板聚集作用。解建国的研究结果表明，补阳还五汤能降低动物全血高、低切黏度，红细胞压积，血浆比黏度和血小板聚集率，且作用优于单纯活血化瘀药。因此，补阳还五汤在肾脏疾病中的运用具有充分的理论依据，根据中医辨证论治原则，以此方为主，随症加减组方在临床新月体的病理变化，如肾小球毛细血管破裂、微血栓形成及后期的肾小球硬化、间质纤维化等都与中医血瘀之病变类似，且在急性期多有少尿、浮肿、高血压、肌酐及尿素氮的急剧上升等湿浊瘀毒内阻之证，故治疗应兼顾解毒、泄浊。

本案患者素体不足，复因劳累，耗伤气血，致肢体失养而腰酸乏力，气虚不能化水，则生湿浊，郁而成热毒，水湿泛溢肌肤而为肿，气不行血而

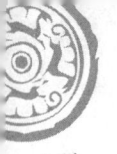
生瘀滞。方中黄芪益气生血，使气旺血行，赤芍、桃仁、川芎、当归、红花活血祛瘀，白花蛇舌草、紫花地丁清热解毒，制大黄、落得打、六月雪活血泄浊，薏苡仁、车前草、厚朴利水渗湿，全方标本同治，疗效明显。

案例七

钟某，男，62 岁。2010 年 4 月 12 日初诊。

主　　诉：持续性高血压 3 年余。

现 病 史：近 3 年来出现持续性高血压，查肾功能各项指标均出现异常，尿素氮 9~11mmol/L，肌酐 180~220μmol/L，二氧化碳结合力 16~19mmol/L，伴有头昏，身软乏力，胸闷纳呆。诊断为慢性肾功能不全。予口服西药、输液、中成药治疗，病情未得到控制，多次复查肾功能，各项指标未见好转，遂求治于中医。辰下症见血压 182/110mmHg，面色黎黑兼见萎黄，皮肤弹性差，双下肢浮肿中度，压之略凹陷，双肺正常，腹软，无压痛及包块，亦无腹水。舌质淡，舌边明显齿龈，苔薄白，脉沉软无力。

西医诊断：高血压 3 级、慢性肾衰竭。

中医诊断：肾衰病。

辨　　证：脾肾阳虚证。

治　　法：温补脾阳。

处　　方：自拟芪首化浊汤加减。

黄芪 20g，制何首乌 10g，生地黄 10g，赤芍 10g，葛根 10g，枸杞子 10g，杜仲 10g，牡丹皮 10g，桃仁 10g，白茅根 10g，红花 6g，连翘 10g，狗脊 10g，大黄 10g，炙甘草 3g。

5 剂，每日 1 剂，温服，嘱低盐饮食，忌食生冷。

二　　诊：服药后无特殊不适，大便次数较以往每日增加 1 次，舌脉

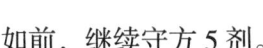

如前，继续守方5剂。

三　诊： 精神明显好转，双下肢浮肿消失，颜面肤色有光泽，上方加益母草15g。5剂，另加肾衰宁片，每日3次，每次5粒。

四　诊： 精神、体能进一步好转，饮食、睡眠正常，拟上方再进5剂，改为每2天1剂，中成药肾衰宁片继服。

患者经上述治疗后复查肾功能，尿素氮6.83mmol/L，肌酐98μmol/L，二氧化碳结合力26mmol/L。自述精神复常，余症消失。无复发。

　　　　慢性肾功能不全属中医"关格""水肿"范畴。关格大多以心脾亏损，肾阳衰微，阳不化水，水浊停留，浊邪壅遏三焦，气化不利所致。张仲景《伤寒杂病论·平脉法第二》说："关则不得小便，格则吐逆"，指出此证为邪气关闭三焦，而正气虚弱，不能通畅，可见于急性病，也可见于慢性病。

本例患者虽属关格，但属关格的前期阶段，而病情发展的趋势逐渐显现。特征性表现就是舌象，本例患者舌苔薄，苔微有光泽，舌质淡而胖，舌边有很明显的齿龈，即玉石舌。这提示患者有脾阳亏损，波及肾阳之象。在治疗方面应根据患者病情发展的实际情况，分清轻重缓急。对脾肾阳虚者，宜刚柔并济，配用血肉有情之品缓缓补之，使脾肾阳虚得以逐渐虚补阳振；选用黄芪、杜仲、生地黄、何首乌温阳补肾，同时兼顾滋阴以配阳，而使阳从阴复；选用葛根，以图升清降浊，使清气得升以平抑浊犯上焦；大黄攻下降浊，补泻同用，用之得当，降浊而不伤正气，使中焦浊化；牡丹同用，用之得当，降浊而不伤正气，使中焦浊化；牡丹皮、白茅根使浊毒邪气由小便利之，使浊邪由下焦出而通道畅行。脾肾阳虚，浊邪内郁，郁而化热，故用连翘清热以散结，牡丹皮凉血以行瘀。浊邪之毒内聚，血行受阻，滞而

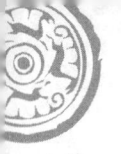

致瘀，瘀滞不通，故用桃仁、红花以活血破血。由于法理谨道，疗效提高，病情稳定无复发。

淋证（尿路感染）验案

案例一

患者，女，53 岁。2011 年 5 月初诊。

主　　诉： 反复泌尿系统感染 20 余年。

现 病 史： 患者于 20 余年前开始出现反复泌尿系统感染，每于劳累、紧张、辛辣饮食后诱发，服用甲磺酸左氧氟沙星、头孢类抗生素无效。此次复发，症见腰痛，尿频，尿急，尿道灼热感，大便干燥，舌红，苔黄厚，脉滑数。

辅助检查： 尿常规示，蛋白（1+），白细胞 20~30/HP，红细胞 5~10/HP。

西医诊断： 慢性肾盂肾炎。

中医诊断： 淋证。

辨　　证： 肾阴不足，湿热下注。

治　　法： 急则治标，清热去湿。

处　　方： 五味消毒饮合六一散加减。

蒲公英 15g，野菊花 30g，紫花地丁 12g，天葵子 12g，金银花 15g，滑石块 15g，生甘草 6g，瞿麦 15g，白茅根 10g，桑寄生 15g。

二　诊：服用上方 12 剂后，患者尿频、尿急、尿道灼热感症状完全消失，仅有腰痛，活动后易疲乏症状。复查尿常规正常。后以滋阴补肾方剂调理 1 月余。

　　临床中急性泌尿系统感染多应用八正散治疗，因其病机多为湿热下注。慢性肾盂肾炎的病机则多为肾虚与膀胱湿热并存，因此，在治疗中要兼顾滋补肾阴与清利膀胱湿热。临床上有不少慢性肾盂肾炎在上呼吸道感染后诱发，提示咽喉与肾脏存在共同的致病因素，因而在治疗上不仅要清利膀胱湿热，还要注意清热解毒。故本病例应用五味消毒饮加减治疗，而没有应用八正散为主方。本例患者虽为慢性肾盂肾炎，但是处于慢性病的急性发作期，因此治疗上遵循"急则治其标"的法则，以清热解毒、利水渗湿为主。

案例二

杨某，女，37 岁。2018 年 7 月 23 日初诊。

主　诉：尿频、尿急、尿痛 2 天。

初诊：2 天前无明显诱因出现小便频数短涩、灼热刺痛，肉眼血尿，辰下症状如上述，纳可，夜寐尚安，大便秘结，舌质红，苔黄腻，脉滑数。

查　体：体温 37.5℃，肾区叩击痛阴性，双下肢无水肿。

辅助检查：尿常规示，蛋白（2+），隐血（3+），镜检白细胞 2530/μL，红细胞 240/μL。

西医诊断：泌尿系统感染。

中医诊断：淋证（热淋证）。

辨　证：膀胱湿热。

治　法：清热利湿通淋。

方　药：八正散合六一散加减。

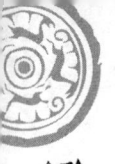

萹蓄 15g，瞿麦 15g，大蓟 10g，白茅根 10g，蒲公英 10g，泽泻 10g，生地黄 10g，车前草 15g，黄芩 10g，栀子 10g，白花蛇舌草 10g，滑石 15g，甘草 3g。

3 剂，每日 1 剂，水煎煮，早晚温服，嘱患者大量饮水，清淡饮食。

二诊（2018 年 7 月 26 日）：患者诉小便频数短涩、灼热刺痛明显减轻，无肉眼血尿，小便黄，稍浑浊，口干欲饮，大便干，舌质红，苔黄腻，脉滑数。复查尿常规示，白细胞（1+），镜检白细胞 30/μL。守上方，去大蓟、白茅根，加绵萆薢 15g、石菖蒲 10g，清利湿热、分清泌浊。5 剂，每日 1 剂，水煎煮，早晚温服，仍嘱患者大量饮水。

三诊（2018 年 7 月 31 日）：患者诉无明显小便频数短涩、灼热刺痛，口干减轻，大便调，舌红，苔薄黄，脉滑。尿常规示，白细胞（±），镜检白细胞 10 个 /μL。守上方去白花蛇舌草、泽泻，加薏苡仁 20g、苍术 10g。5 剂，每日 1 剂，水煎煮，早晚温服，仍嘱患者大量饮水。

四诊（2018 年 8 月 4 日）：患者诸症蠲除，纳可，小便正常，大便调，舌红，苔薄黄，脉滑。尿常规示正常。守上方续服 5 剂。停药后随诊 1 月余，未再复发。

 淋证是以小便频数短涩，淋漓刺痛，小腹拘急引痛为主症的病证。其基本病机为湿热蕴结下焦，肾与膀胱气化不利。由于病机不同及累及脏腑之差异，临床上有热淋、血淋、石淋、气淋、膏淋、劳淋等。若湿热客于下焦，膀胱气化不利，小便灼热刺痛，则为热淋；若膀胱湿热，灼伤血络，迫血妄行，血随尿出，乃成血淋。此患者出现小便热涩，尿中带血，理应辨证为血淋，陈老认为此患者形体肥胖，平素喜食肥甘厚味，舌质红，苔黄腻，脉滑数，虽兼有热灼血络，仍当以膀胱湿热为主，治疗时应治以"清利湿热"，而

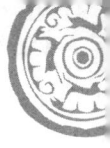

非一味止血。此外，陈老认为，清利湿热太过易于伤阴，故在治疗后期，去清热利湿力度较强的泽泻、白花蛇舌草，加力度较小的薏苡仁、苍术。四诊时虽诸症蠲除，但据舌象，陈老认为仍有余邪，故继予 5 剂以祛除余邪，巩固疗效。

案例三

马某某，女，43 岁。2016 年 7 月 8 日初诊。

主　　诉：尿道口灼热赤痛，尿黄赤 5 个月。

现 病 史：患者于今年 2 月下旬，开始出现尿道口灼热赤痛，尿黄赤，时感阴部瘙痒。无尿频尿急、无肉眼血尿，头面及双下肢无浮肿，无恶寒发热，无头晕头痛，无胸闷胸痛，无心慌气促，无腰痛腹痛，口干口苦，纳可，寐安，大便每日 1 次，色软质黄，舌淡红，苔薄白，脉缓。

辅助检查：尿常规示，尿比重 1.028，蛋白微量，管型总数 2.9 个 /μl，管型（低倍视野）8.4 个。尿沉渣白细胞 92/HP。

西医诊断：泌尿系统感染。

中医诊断：淋证（热淋证）。

辨　　证：膀胱湿热，血热伤络。

治　　法：清热凉血，利湿通淋。

方　　药：小蓟饮子加减。

小蓟 10g，生地黄 12g，车前草 12g，牛膝 10g，白茅根 15g，琥珀 4.5g，黑蒲黄 10g，藕节 10g，滑石（布包）24g，乌药 10g，蒲公英 12g，甘草 4g，野菊花 12g。

7 剂，水煎服，每日 1 剂。

二诊（2016 年 7 月 29 日）：药后尿道口灼热刺痛症状减轻。纳可，

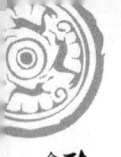
寐安，大便调，口干口苦，舌淡红，苔薄白，脉缓。复查尿常规示，隐血微量，红细胞（－），白细胞微量，余（－）。7月8日方加炒栀子10g、瞿麦10g、金钱草15g。7剂。

三诊（2016年8月12日）：药后尿道口灼热刺痛症状减轻，近几天时感小腹胀刺痛，纳可，寐安，口干微苦，大便每日1次，色软质黄，舌淡红，苔薄白，脉缓。复查尿常规（－）。上方加元胡10g、川楝子10g。7剂。

四诊（2016年9月2日）：现无尿道口灼热刺痛感，时感阴部瘙痒。无腹胀腹痛，心烦，口干无口苦，纳可，大便可，舌淡红，苔薄白，脉缓。尿细菌培养（－），尿常规（－）。该患者月经来潮之前小腹胀刺痛，月经来潮后症状消失，为肝失疏泄、气机郁滞所致，以清心养阴、行气利水为治法，予导赤散合小柴胡汤合四逆散加减。竹叶6g，生地黄12g，通草6g，甘草3g，柴胡10g，黄芩10g，白芍10g，石韦10g，车前草12g，川牛膝9g，怀牛膝10g。7剂。

五诊（2016年9月9日）：药后尿道口灼热刺痛感全无，时有阴部瘙痒感。舌淡红，苔薄白，脉缓。复查尿常规（－）。继予上方。7剂。

　　肾主水，维持机体水液代谢，膀胱为州都之官，有储尿与排尿功能，肾与膀胱脏腑相表里，经脉相络属，共主水道，司决渎。湿热蕴结下焦，膀胱气化失司，发为淋证，如《景岳全书·淋浊》云："淋之初病，则无不由乎热剧，无容辨矣。"故淋证初期多为湿热实证。

本案热淋为病，小便赤热，溲时灼痛；热聚膀胱，易损伤血络，而致溺色黄赤，故治宜清热凉血，利湿通淋，以小蓟饮子为主方加减化裁。小蓟、生地黄、白茅根、蒲黄、藕节相伍，共奏清热利尿、凉血止血之效，使

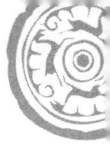

血止而不留瘀；热在下焦，宜因势利导，故以车前草、牛膝、琥珀、蒲黄、滑石利水通淋；蒲公英、野菊花清热解毒；乌药行气，甘草清热解毒又能调和诸药。诸药合用，共成清热凉血、利尿通淋之方。药后症减，口干口苦，再加炒栀子、瞿麦、金钱草以增上方清热利湿通淋之效。三诊患者小腹胀痛，加元胡、川楝子行气止痛。四诊患者药后无尿道口灼热刺痛感，时感阴部瘙痒，无腹胀腹痛，口干好转，无口苦。该患者月经来潮前小腹胀刺痛，月经来潮后症状消失，为肝失疏泄，气机郁滞所致；肝气郁滞，日久化热，故心烦，热伤津液故口干。肝经绕阴器，过少腹，湿热循经下注，可见阴部瘙痒。该病责之肾与膀胱，不可忽视心、肝二脏。予导赤散合小柴胡汤合四逆散加减。方中生地黄甘寒，凉血滋阴降火；黄芩清热泻火；白芍养阴柔肝；通草、石韦、车前草、川牛膝、怀牛膝利尿通淋；竹叶甘淡，清心除烦，淡渗利窍，导心火下行；柴胡疏肝理气。诸药相配，清心养阴、行气利水，直达病所，诸症乃愈。

水肿（急性肾炎）验案

张某某，女，23岁，已婚。2016年8月9日初诊。

主　　诉：肉眼血尿3天，下肢水肿2天。

现 病 史：患者于3天前受凉后出现发热畏寒、全身疼痛，咽痛，伴肉眼血尿，腰部酸痛，无咳嗽、咳痰，无腹泻，无泡沫尿，无尿频、尿急、

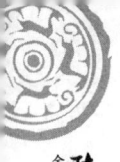

尿痛，无下肢浮肿，就诊于福建省立医院急诊科，查体示，体温 T38.8℃，双侧扁桃体可见脓点。尿常规示，蛋白（1+），隐血（3+），红细胞 899.5/μl。予抗炎、肾炎康复片、阿法骨化醇等治疗后，次日热退，咽痛减，小便红色转淡，伴少许泡沫。今转诊福建省人民医院，辰下症见双下肢轻度凹陷性浮肿，咽微痛，舌淡红，苔薄黄，脉浮近数。

辅助检查： 尿微白蛋白 657mg/L；红细胞畸形率 70%；补体 C_3、C_4 降低，血沉、抗链球菌溶血素 O 升高。

西医诊断： 急性肾小球肾炎。

中医诊断： 水肿。

辨　　证： 脾肾亏虚，水湿浸渍。

处　　方： 六味地黄汤合五皮饮加减。

生地黄 12g，山药 10g，山茱萸 10g，生黄芪 30g，牛膝 15g，琥珀 4.5g，茯苓皮 15g，薏苡仁 10g，车前子 10g，连翘 10g，黄柏 10g，覆盆子 10g，桑白皮 10g，小蓟 10g，冬瓜皮 10g，白茅根 15g，卤地菊 10g。

7 剂，水煎服，早晚分服。

二诊（2016 年 8 月 15 日）： 咽痛已消，无发热，觉咽痒、口干，眼睑微浮肿，久坐后自觉腰酸，小便浑浊，双下肢轻度凹陷性浮肿，舌淡红，苔白腻，脉缓。查体示，咽部充血，扁桃体无肿大。尿常规示，潜血（2+），蛋白微量，红细胞 96.4/μL。血常规示，白细胞计数 5.2×10^9/L，中性粒细胞 59.7%。药后症减，照上方去卤地菊，加陈皮 5g、杏仁 5g、大腹皮 10g、仙鹤草 10g、芡实 10g。7 剂，水煎服，早晚分服。

三诊（2016 年 8 月 22 日）： 服上方后，咽痒、口干均好转，小便澄清，浮肿消失，舌淡红，苔薄白，脉缓。查尿常规示，隐血（–），蛋白（–）。尿微量白蛋白 27mg/L。照上方续服 7 剂痊愈。

急性肾炎多属于中医常诊断为"肾风"或"风水"范畴。据《黄帝内经》原意，本病应该诊断为"肾风"，当病有变化后才叫"风水"。临床特点以起病急骤，头面、眼睑、四肢浮肿，出现蛋白尿、血尿、少尿等见症。本病患者素体阴虚内热，本次不慎受凉后，风寒邪入里化热生毒伤及肺及肾体，阴虚火旺，肾虚不能主水，以致阴水火不守，真水不足，阳水不流，邪火逆行而犯肺，肺失宣降，以致三焦水道不利，发生尿浊，浮肿，咽痛。热毒之邪内犯，灼伤膀胱及肾之脉络，迫血妄行，下注水道以致尿血。柯琴在《古今名医方论》中指出："肾虚不能藏精，坎宫之火无所附而妄行，下无以奉春生之令，上绝肺金之化源……精者属癸，阴水也，静而不走，为肾之体；溺者属壬，阳水也，动而不居，为肾之用。是以肾主液，若阴水不守，则真水不足；阳水不流，则邪水逆行。"故本病治疗上需以滋阴清热，凉血消肿为治法，方选六味地黄汤合五皮饮加减治疗。本案中易熟地黄为生地黄加强清热凉血、养阴之功；山茱萸滋养肝肾固肾气；山药健脾益胃而助运化；茯苓皮、薏苡仁、车前子、黄芪泻肾浊，渗利小便；桑白皮、冬瓜皮利水消肿；牛膝引诸药下行，共奏引浊邪下行、推陈致新的功效；白茅根、小蓟、琥珀、卤地菊清热凉血止血；黄柏滋阴清热；连翘、卤地菊清热解毒止咽痛；覆盆子补益肾气。本案以六味地黄汤合五皮饮为基础滋补肾阴，泻肾浊，利水消肿，是补中求泻、泻中求补之法。药后症减，仍有浮肿，予去卤地菊，加陈皮、大腹皮、芡实，健脾利湿。自觉咽痒，加杏仁利喉咽。复诊小便色转白，少许隐血，加仙鹤草加强止血之力。三诊症状基本好转，续服7剂收功，以防复燃。总之，在治疗急性肾炎时，需注意法从机转，方因法定，药随证选，故治之应效，且无留患之虞。